轻松读懂食管癌

沈 琳 鲁智豪 主编

人民卫生出版社
·北 京·

图书在版编目（CIP）数据

轻松读懂食管癌 / 沈琳，鲁智豪主编. —— 北京 ：
人民卫生出版社，2025. 5. —— ISBN 978-7-117-37948-9

Ⅰ. R735. 1

中国国家版本馆 CIP 数据核字第 20259UX171 号

轻松读懂食管癌

Qingsong Dudong Shiguan'ai

主　　编	沈　琳　鲁智豪
策划编辑	王小南　周　宁
责任编辑	王小南　周　宁
书籍设计	锋尚设计　尹　岩
出版发行	人民卫生出版社（中继线 010-59780011）
地　　址	北京市朝阳区潘家园南里 19 号
邮　　编	100021
E – mail	pmph @ pmph.com
购书热线	010-59787592　010-59787584　010-65264830
印　　刷	北京顶佳世纪印刷有限公司
经　　销	新华书店
开　　本	880×1230　1/32　印张: 2.5
字　　数	90 千字
版　　次	2025 年 5 月第 1 版
印　　次	2025 年 6 月第 1 次印刷
标准书号	ISBN 978-7-117-37948-9
定　　价	30.00 元

打击盗版举报电话	010-59787491	E – mail	WQ @ pmph.com
质量问题联系电话	010-59787234	E – mail	zhiliang @ pmph.com
数字融合服务电话	4001118166	E – mail	zengzhi @ pmph.com

主编

沈　琳　　北京大学肿瘤医院　消化肿瘤内科
鲁智豪　　北京大学肿瘤医院　消化肿瘤内科

编者（以姓氏汉语拼音为序）

曹彦硕　　北京大学肿瘤医院　消化肿瘤内科
常志伟　　郑州大学第一附属医院　肿瘤科
戴　亮　　北京大学肿瘤医院　胸外一科
丁振宇　　四川大学华西医院　生物治疗科
董凤晓　　北京大学肿瘤医院　消化肿瘤内科
姬颖华　　新乡医学院第一附属医院　肿瘤内科
李佳艺　　厦门大学附属第一医院　肿瘤内科
李士杰　　北京大学肿瘤医院　内镜中心
刘文扬　　中国医学科学院肿瘤医院　放射治疗科
孟　雪　　山东第一医科大学附属肿瘤医院　放射治疗科
宋莉丽　　北京大学肿瘤医院　康复科
吴胤瑛　　西安交通大学第一附属医院　肿瘤内科
阎　石　　北京大学肿瘤医院　胸外二科

依托学会及组织

北京癌症防治学会食管癌专业委员会
中国医师协会外科医师分会多学科综合治疗专业委员会

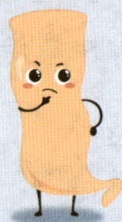

食管癌，作为一种常见的消化道恶性肿瘤，给许多患者和家庭带来了巨大的痛苦。食管癌的营养支持和疾病管理显著影响着患者的生存预后。然而，现有的食管癌相关指南主要针对专业人员，而公众对食管癌的了解仍然很少，甚至存在一些误解和恐慌，所以普及食管癌的相关科普知识迫在眉睫。因此，我一直希望能够找到一种更加通俗易懂的方式，向广大读者科学地普及食管癌的基础知识，提升食管癌患者和家属的自我管理能力。

这本漫画书就是实现这个愿望的一个尝试。我们通过生动有趣的漫画，将食管癌的基本概念、病因、症状、诊断、治疗、预防以及自我管理等内容，以轻松易懂的方式呈现出来。通过深入浅出的解释和案例分析，力求消除公众对食管癌的误解和恐慌，提升大众的健康意识和自我保健能力。相信无论是食管癌患者还是健康人群，都能从中受益。

另外，食管癌是需要多学科综合治疗的恶性肿瘤。因此，作为一名肿瘤内科医生，我同时邀请了肿瘤科、外科和放疗科等多个科室的专家从不同科室、不同治疗视角解析食管癌知识。感谢参与编写的所有专家人员，他们的辛勤工作使得这本书得以顺利出版。同时，也感谢默沙东中国肿瘤医学事务部消化道肿瘤团队对本书的支持。

本书虽然语言诙谐幽默，但表达的内容是非常实事求是的。当然，科普漫画只是一种辅助手段，真正的医学知识还需要通过正规的学习和研究来获取。因此，在阅读这本漫画书的同时，我也鼓励大家如果有兴趣深入了解食管癌相关知识，可以进一步阅读相关的医学文献和资料。

希望这本漫画书能够成为大家了解食管癌的一个窗口和一个起点，也希望它能够为更多的患者和家庭带来希望和力量。让我们一起努力，共同战胜食管癌！

北京大学肿瘤医院

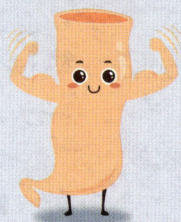

目录

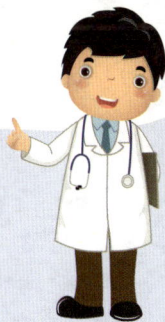

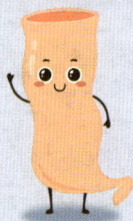

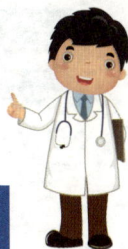

01

基础篇

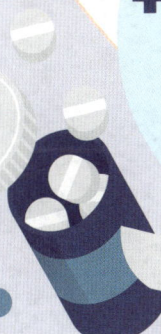
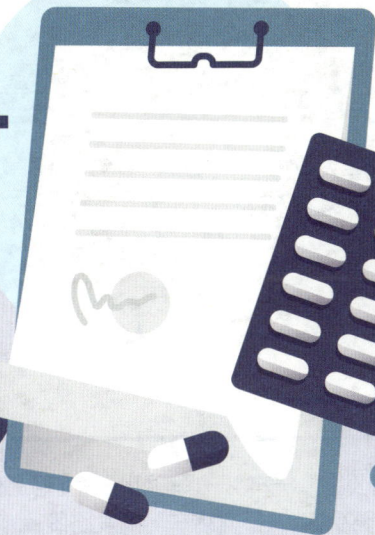
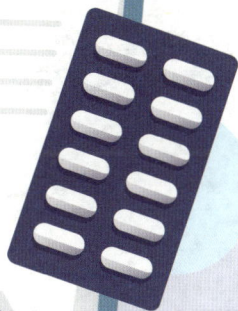

什么是食管

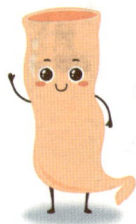

我就是大家口中的食管，是食物走行的"高速公路"，连接着"嗓子眼"与"胃"！

我长 30~40cm，宽 2~2.5cm，别看我细小，可全是肌肉，像一个拉伸力超强的橡皮管，能放行直径是我宽度 2 倍的食物！

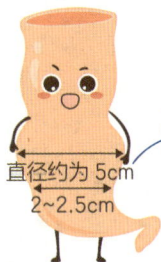

这是不是大家羡慕的魔鬼身材?！

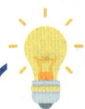

直径约为 5cm
2~2.5cm

食管不像"高速公路"一样"一马平川"，食管上有三处狭窄的"羊肠小道"，是"堵车"高发路段！

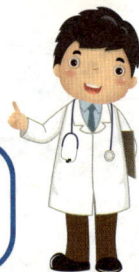

2

食管有什么作用

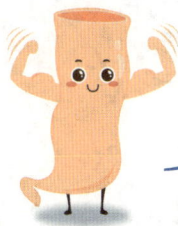

我强大的肌肉采用"挤压－放松－挤压"方式将食物运输到胃里!

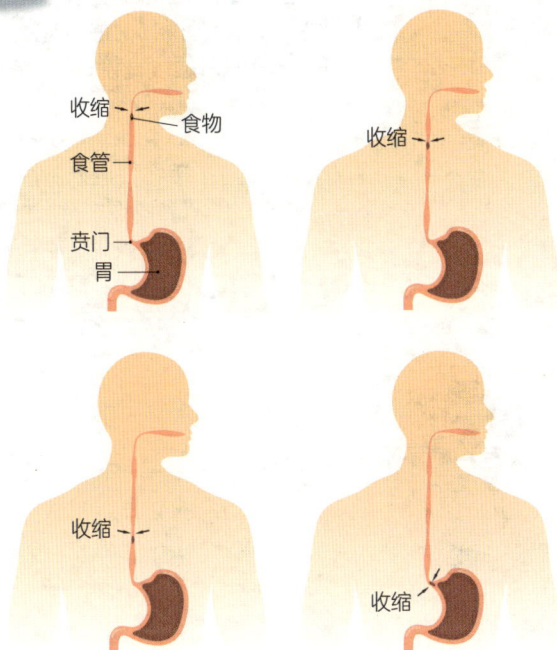

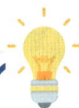

收缩 —— 食物
食管 ——
贲门 ——
胃 ——

收缩

收缩

收缩

要注意"道路养护",高温会影响"道路质量",影响食物通过哦!

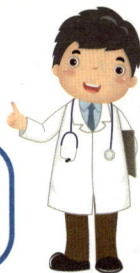

食管都有哪几段

高速路段根据城市命名，那我呢？

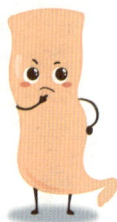

我也是根据路过的"城市"命名，我的起点在"嗓子眼"（大名咽喉），最开始的一段称为颈段食管。

接着我进入胸腔（胸段食管），然后到达腹腔（腹段食管），最后顺利到达终点站"胃"。

——下咽

颈段食管

胸段食管

腹段食管

食管胃连接部

我和胃的交界点叫做"食管胃连接部"。

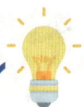

因为食管在"胸部"这段路较长，所以又把它分为"上、中、下"三段，其周围有许多"大佬"，如心脏、气管、大血管等，在此处一定要谨慎"行驶"，避免惹恼"大佬"！

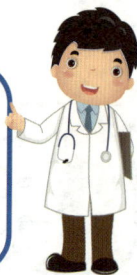

食管都有哪几层

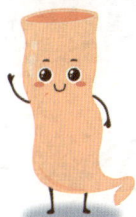

我从内到外"成分"不同，作用各异！从内到外是黏膜层、黏膜下层、肌层和外膜层！

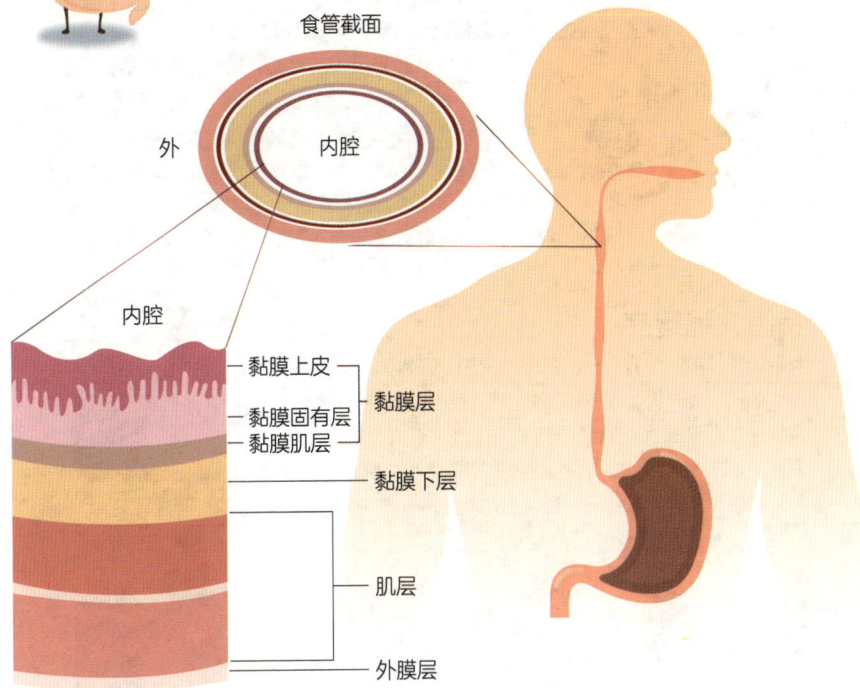

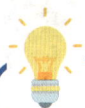

食管截面

外　　内腔

内腔

黏膜上皮 —
黏膜固有层 —　黏膜层
黏膜肌层 —

黏膜下层

肌层

外膜层

黏膜层与食物接触，发挥初级防御作用；黏膜下层是黏膜层的护卫队，主打支撑保护；肌层有"超强弹性"，可让食物顺利通过；外膜层在最外面，紧挨"重要邻居"（如心脏、气管等）。

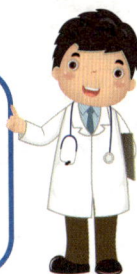

食管常见疾病有哪些

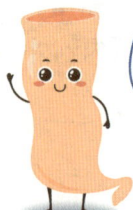

我作为食物运输通道也会闹各种毛病！

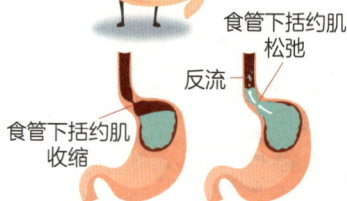

食管下括约肌松弛
反流
食管下括约肌收缩

反流性食管炎

胃里有胃酸，本来胃酸在胃里好好地帮忙消化食物，可要是食管和胃连接的地方"把关"不严格，胃酸就会时不时往上跑，反流到食管里，主要表现为烧灼感、反酸，尤其在吃饱饭或者躺下时，症状更明显。如果这种反流长期不控制，食管下段的正常鳞状上皮细胞会被一种柱状上皮细胞替代，这就变成了巴雷特食管。而巴雷特食管有一定的癌变风险，所以需要引起重视。

贲门失弛缓症

食管和胃连接的地方有一圈肌肉叫贲门，正常情况下，它就像个智能开关，食物来了就打开让食物进入胃里，食物通过后就关上。如果"开关"失灵，肌肉一直紧绷，不能放松，食物很难从食管进入胃里，患者吃饭时就会感觉食物卡在胸口，还容易呕吐。

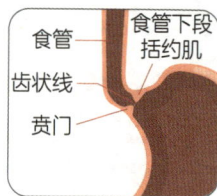

食管
齿状线
贲门
食管下段括约肌

正常

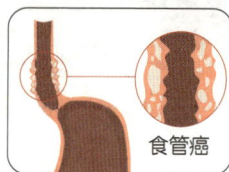

食管癌

肿瘤

食管癌是食管里细胞变坏长出的肿瘤，由食管细胞异常增殖形成肿瘤，早期症状不明显，晚期可出现吞咽困难等表现。

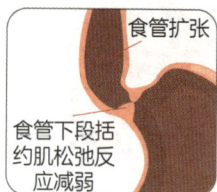

食管扩张
食管下段括约肌松弛反应减弱

贲门失弛缓症

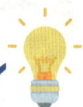

食管疾病多表现为吞咽困难、烧心、反酸等症状，在进食、体位改变或腹部压力变化时，这些症状可能会加重，部分疾病还会导致身体消瘦、乏力。

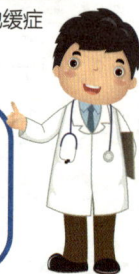

什么是食管癌

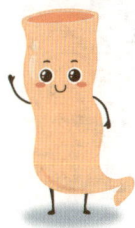

我走的路上出现肿瘤，影响食物运输了，就是大家说的食管癌，根据不同特征，食管癌可分为不同类型！

在中国，最常见的食管癌为 食管鳞癌，其次为 食管腺癌。

✘ 吸烟
✘ 爱吃烫食
✘ 酗酒
✘ 经常吃腌制食物

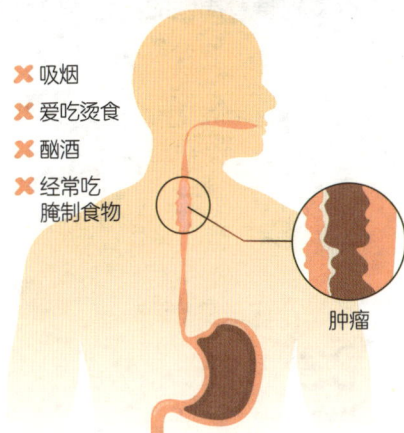

✘ 肥胖
✘ 吸烟
✘ 慢性疾病
比如反流性食管炎

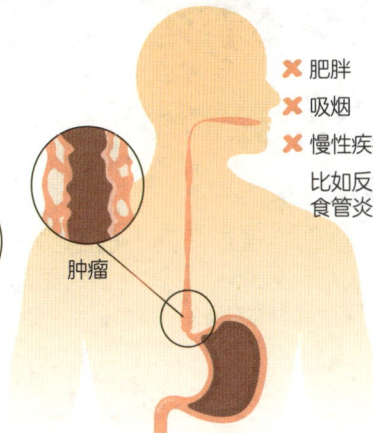

肿瘤

肿瘤

食管鳞癌
多发于食管中上段

食管腺癌
多发于食管下段及食管与胃交界处

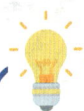

50% 左右食管癌发生在食管胸中段，30% 在胸下段，20% 在胸上段，很少发生于颈段！

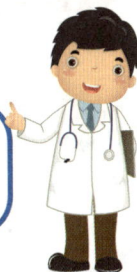

食管癌会不会跑到别处去

如果高速路上障碍处理不及时，其影响范围会越来越大，我也一样，如果肿瘤处理不及时，它就会"搬去别处"！

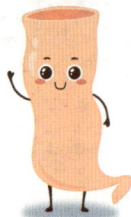

01 直接蔓延

欢迎加入攻击队伍！

肿瘤细胞直接侵犯食管周围的器官，如气管、大血管等。

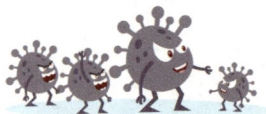

02 淋巴转移

肿瘤细胞通过周围淋巴结实现"跳跃式搬家"，体内淋巴结里都能看到肿瘤的身影。

小的们，随我攻城略地。

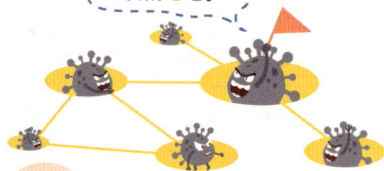

03 血液转移

建功立业指日可待。

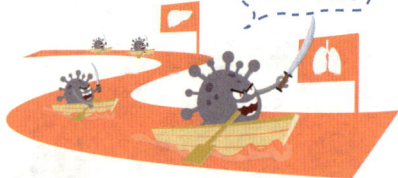

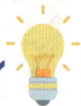

肿瘤细胞通过血液"搬家"到肝、肺等其他脏器中，造成远处脏器的肿瘤转移。

若食管癌发现、治疗不及时，就会"跑到"别的地方。拖得时间越长，"肿瘤"走得越远，甚至可能跑到肝和脑中！这说明癌症越来越严重！！

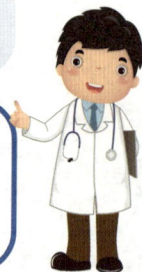

得了食管癌，还能存活多久

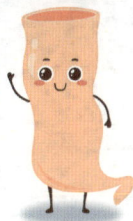

以下都是影响食管癌患者能存活多久的重要因素！

仅不到 1/3（约 30%）的
食管癌患者
生存时间超过 5 年。

发现的　　　早　　　　晚
 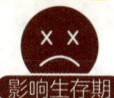
活得久　　影响生存期

患者的体力状态　好　　　　差
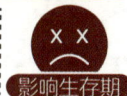
活得久　　影响生存期

治疗　　早　　　　晚
 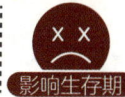
活得久　　影响生存期

仅 5%~10% 的
食管癌晚期患者
生存时间超过 5 年。

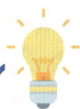
一般来说，肿瘤进展或复发最终会导致死亡，早发现、早诊断、早治疗才是延长生命的关键！

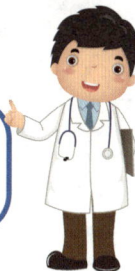

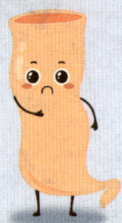

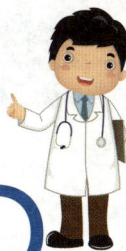

02

诊断篇

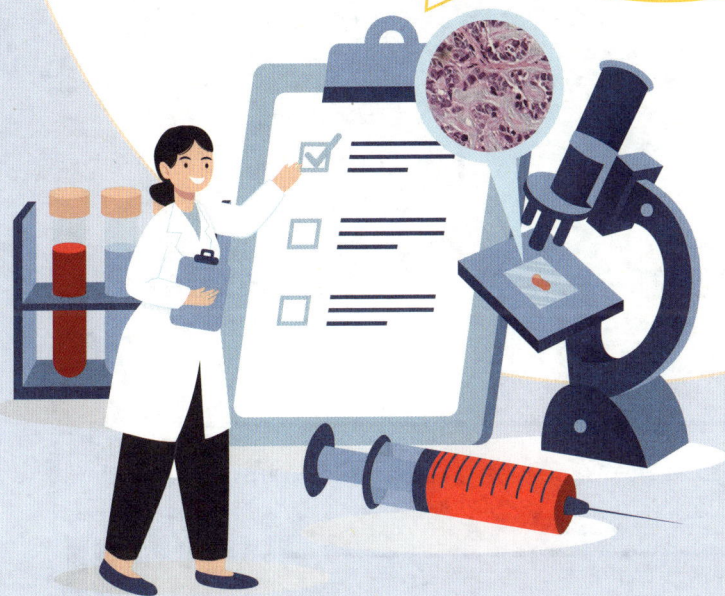

什么样的人容易得食管癌

看一看什么样的"不良习惯"会让我惹上"麻烦"！

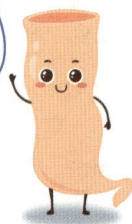

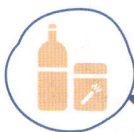
长期吸烟、酗酒

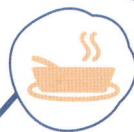
过烫食物

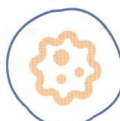
发霉食品

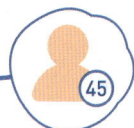
来自食管癌高发地区 45 岁以上且有家族史的人群

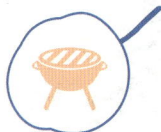
烧烤、腌制食品

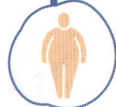
肥胖

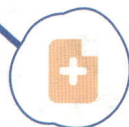
慢性疾病如反流性食管炎

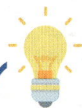

具有上述"特征"的人群，其食管癌发生风险高，需要注意！

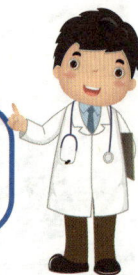

什么样的表现需要怀疑食管癌

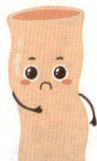 当出现以下表现时，我大概率是"病"了！

早期	中晚期	晚期
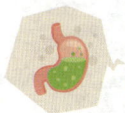 反酸、烧心、打嗝	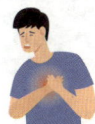 胸闷	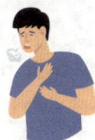 呼吸困难
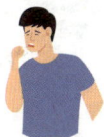 感觉有异物	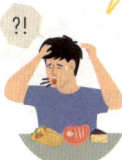 甚至只能喝水、粥、汤 "噎得慌"越来越严重	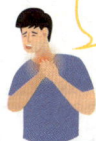 啥都吃不下了 食难下咽
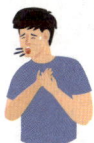 吃东西噎得慌		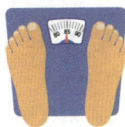 体重减轻

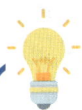 早期表现不典型，常无法与其他消化道疾病鉴别，如果上述表现反复出现，要重点怀疑食管癌，"越来越严重的吞咽困难"是典型表现，要引起重视！

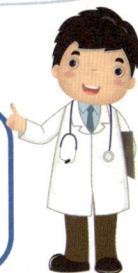

怀疑食管癌，该做哪些检查

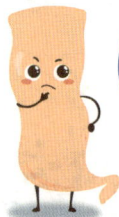

当怀疑我"病"了时，该做哪些检查来明确呢？

"摄像头"可以直接观察病灶，也可以取一块儿组织做病理检查以确诊（金标准）！

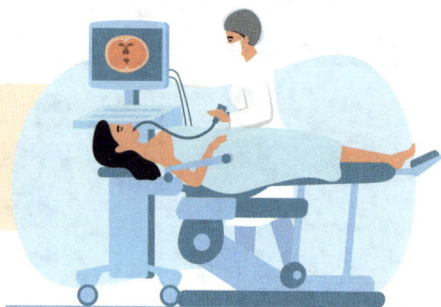

消化内镜

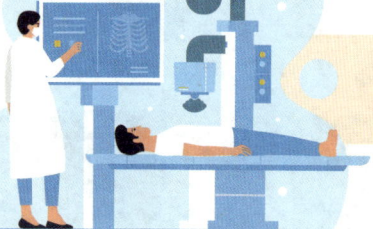

只需要喝杯"牛奶"（造影剂）就能让病变无处遁形。

上消化道造影

"火眼金睛"发现病灶，并可看看有没有影响周围"邻居"。

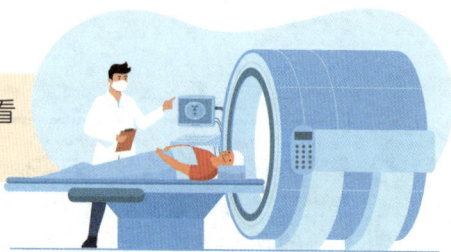

增强 CT 扫描

怀疑食管癌，该做哪些检查

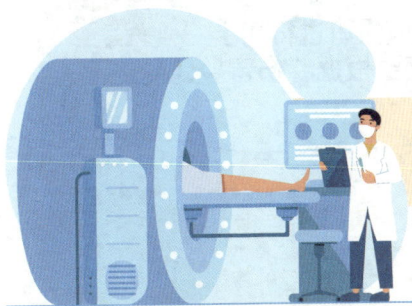

PET-CT

最高端的"查癌神器"，能全面发现病灶、精确定位并判断良恶性。

体表"探测仪"，主要看肿瘤是否转移到颈部及锁骨上淋巴结和肝脏。

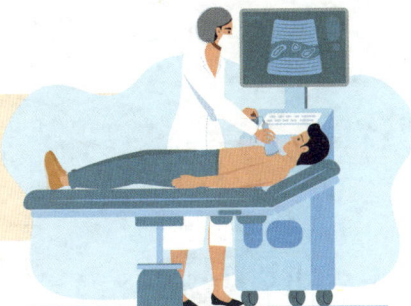

超声检查

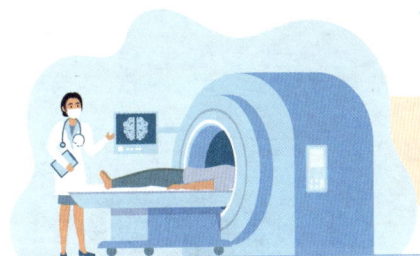

MRI

主要评估食管与周围脏器的关系，进行准确分期。

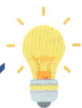

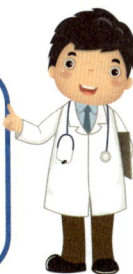

不同检查的目的不同，消化内镜及活检获得病理诊断是诊断食管癌必需的检查，同时还需要结合患者的情况选择 CT、MRI、超声、PET-CT 以及上消化道造影等合适的检查。

15

食管癌的分期怎么划分

初次就诊，依靠以上检查医生可进行初步判断。而我病情轻重程度要根据"伤害"以及"影响范围"来定！

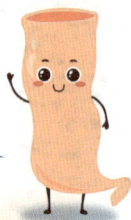

0期 早期

"道路最表面"出现"路面异常"，我们暂叫它"道路损坏"。

I期 早期

"道路损坏"向"两边"扩散，但是没影响"邻居"。

II期 中期

"道路损坏"继续扩散，但还在"车道内"，这个时候已经对"邻居"有所影响。

III期 中晚期

"道路损坏"已超出"车道"，影响周围"邻居"或"交通枢纽"（淋巴结）。

IV期 晚期

"道路损坏"不仅影响周围邻居，还打扰远处"邻居"！即出现远处脏器肿瘤转移。

食管癌的分期怎么划分

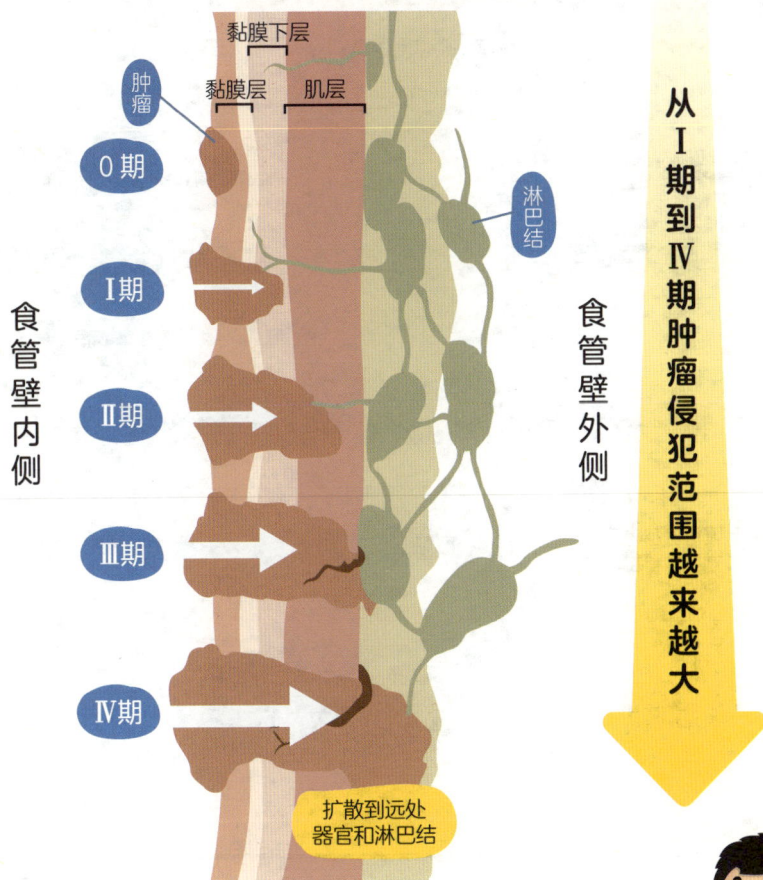

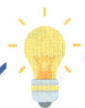

黏膜下层

黏膜层　肌层

肿瘤

淋巴结

0 期

I 期

II 期

III 期

IV 期

食管壁内侧

食管壁外侧

扩散到远处
器官和淋巴结

从 I 期到 IV 期肿瘤侵犯范围越来越大

食管癌分期越早治疗效果越好，分期越晚治疗效果及预后越差！所以早诊断、早治疗非常重要！

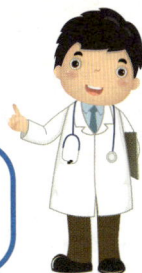

食管癌高危人群需要早期筛查

食管癌早期筛查

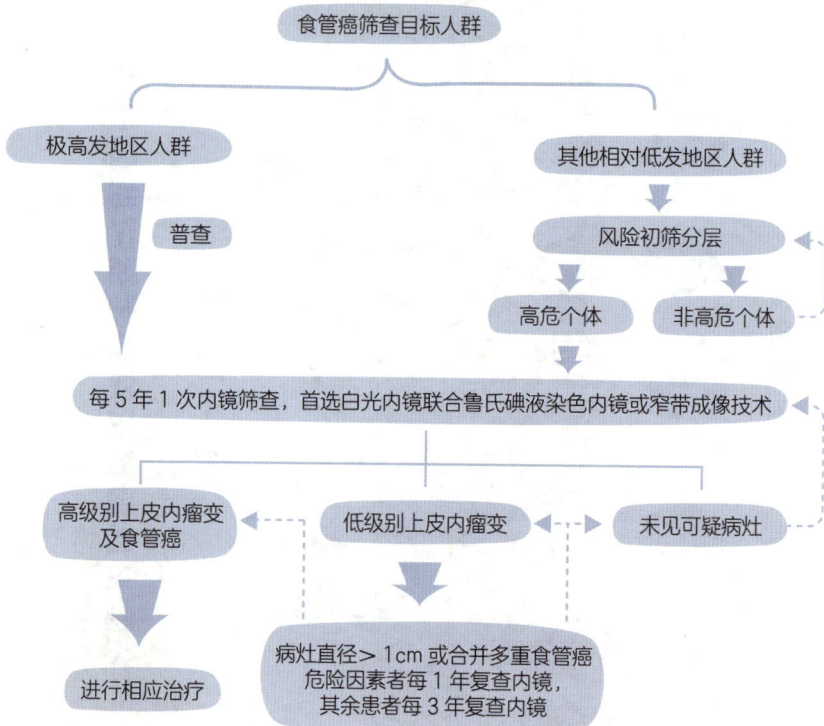

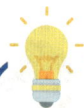

食管癌筛查目标人群

极高发地区人群 → 普查

其他相对低发地区人群 → 风险初筛分层 → 高危个体 / 非高危个体

每5年1次内镜筛查，首选白光内镜联合鲁氏碘液染色内镜或窄带成像技术

高级别上皮内瘤变及食管癌 → 进行相应治疗

低级别上皮内瘤变 → 病灶直径 > 1cm 或合并多重食管癌危险因素者每1年复查内镜，其余患者每3年复查内镜

未见可疑病灶

年龄 ≥ 45岁，且符合下列任意一项，都应视为食管癌高危人群：来自食管癌高发地区；有上消化道症状；有食管癌家族史；患有食管癌前疾病或癌前病变；具有食管癌高危因素（吸烟、重度饮酒、头颈部或呼吸道鳞癌、喜食高温或腌制食物、口腔卫生不良等）。

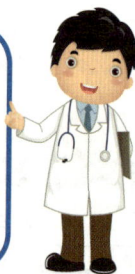

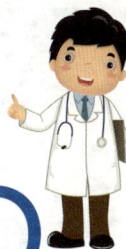

03

治疗篇

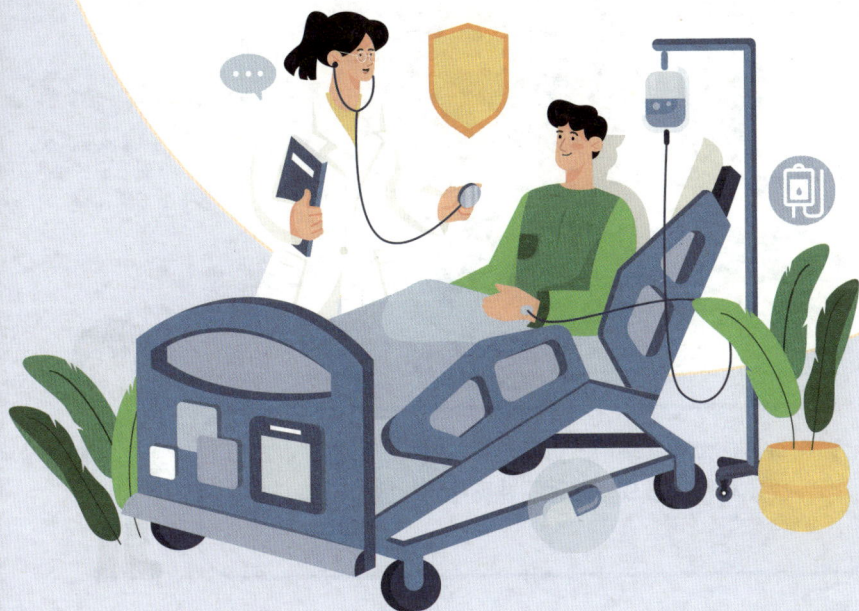

得了食管癌应该找哪个科室

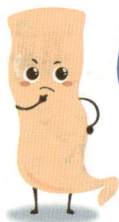

当我不幸出现肿瘤了，该去找哪个科室寻求帮助呢？

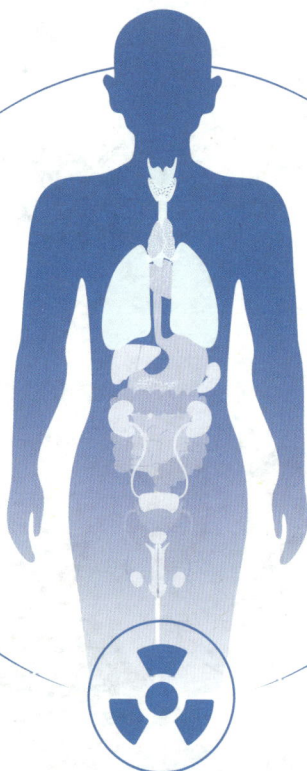

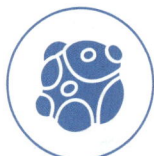
肿瘤内科

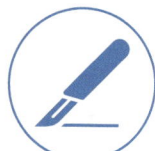
胸外科

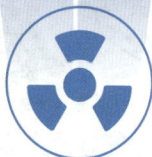
放疗科

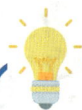
食管癌需要多部门"协同合作"治疗，发现及时可以手术切除，发现较晚就需要肿瘤科、放疗科等"多方合作"。

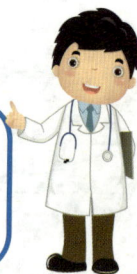

就诊科室那么多，都能干什么

这么多科室，都能干什么呢？我好迷茫！

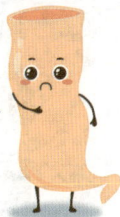

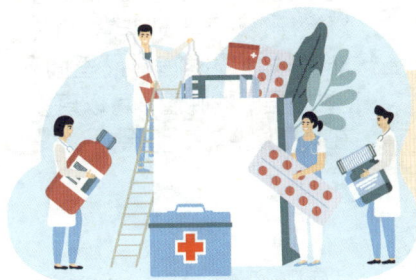

肿瘤科
药物治疗。手术前、后及不能做手术的患者都可接收。

外科
手术切除肿瘤。

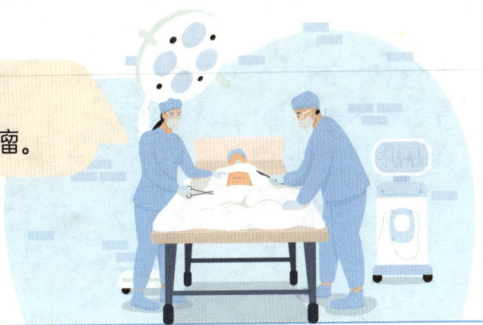

放疗科
用"辐射"照射局部病灶，尽可能杀伤肿瘤细胞。

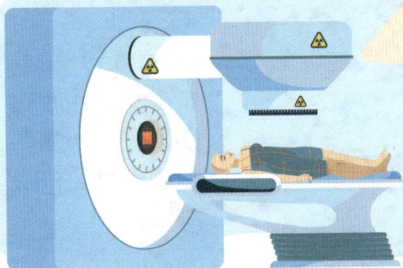

就诊科室那么多，都能干什么

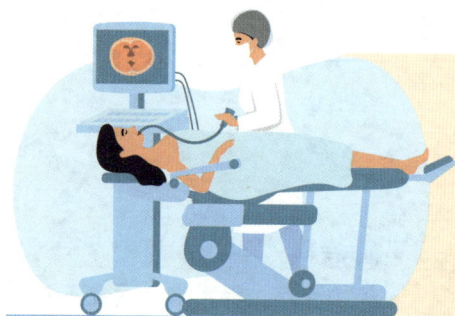

内镜科

既可以诊断（金标准），又可以治疗，对于发现非常及时、非常乖地局限在"最里面"（黏膜层）的肿瘤，可以直接在"摄像头"下切除。

病理科

显微镜下看病理切片，明确是否为肿瘤细胞。

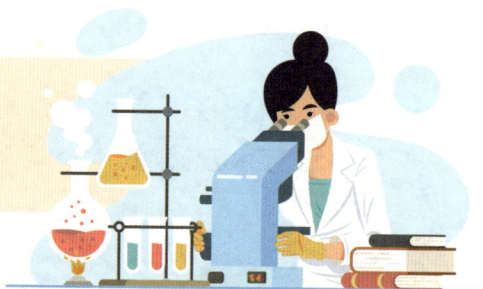

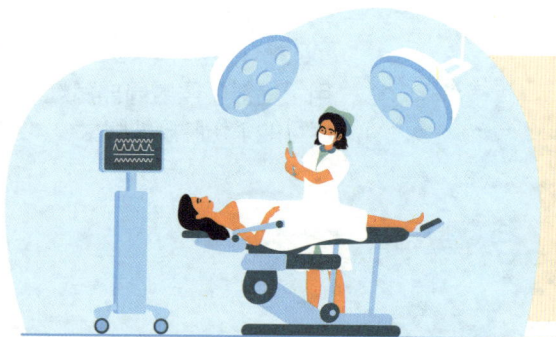

麻醉科

是外科和内镜科必不可少的得力助手，让病人"睡一觉"，轻松解决治疗中的疼痛烦恼。

治疗手段那么多，都能治什么

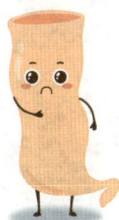

治疗手段也不少，
看得我是直烦恼！

手术治疗

手术治疗最有效、最重要！但要注意不是所有肿瘤都能切除干净！一般早－中期才有机会进行手术。

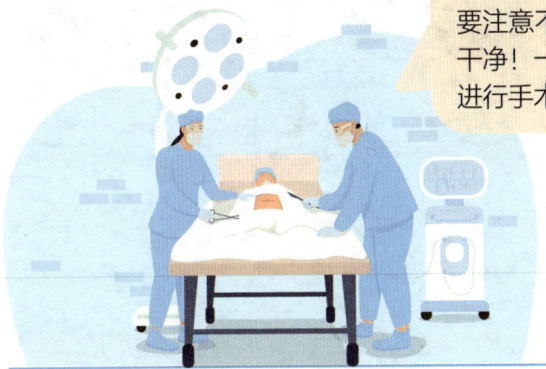

放疗

用"辐射"杀死肿瘤细胞，手术前缩小病灶，手术后"巩固治疗"。

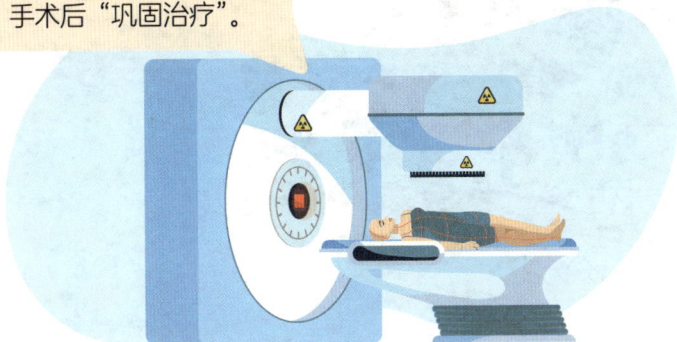

治疗手段那么多，都能治什么

系统性治疗

也可理解为药物治疗，化疗、靶向、免疫等药物百花齐放，口服、静脉注射样样都有，目的是扼杀或控制肿瘤。

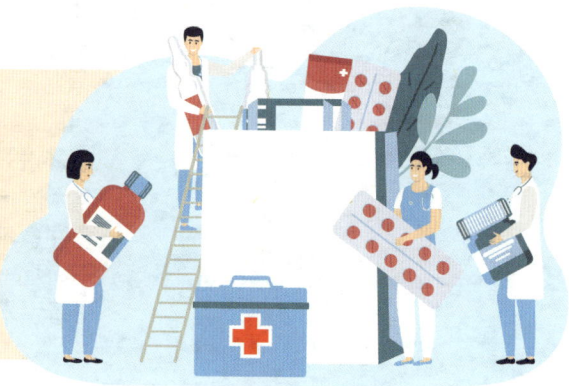

中医药治疗

调理体质，缓解治疗带来的不舒服，切记不能代替上述治疗哦。

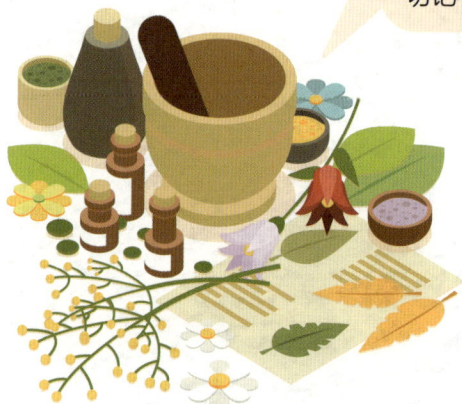

什么样的食管癌可以在内镜下切除

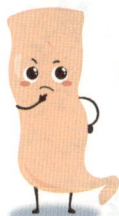

内镜治疗创伤小、恢复快，我能不能用？

"道路损坏"较轻，没干扰其他"车道"——内镜治疗"完美"。

"道路损坏"升级，干扰其他"车道"，但还在"高速路内"——内镜治疗困难，不能完全切除病灶。

"道路损坏"再次升级，穿越"车道"，干扰附近"邻居"——内镜治疗"绝对不可行"！

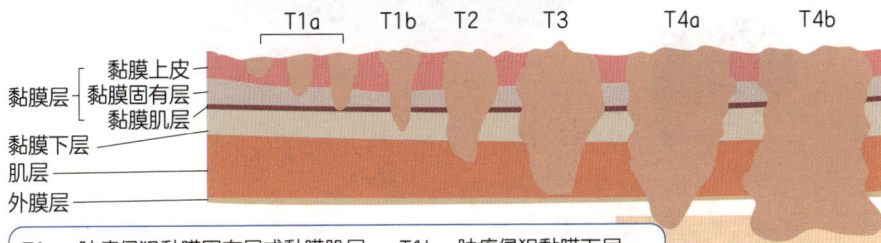

| T1a | T1b | T2 | T3 | T4a | T4b |

黏膜层 — 黏膜上皮
黏膜层 — 黏膜固有层
黏膜肌层
黏膜下层
肌层
外膜层

T1a：肿瘤侵犯黏膜固有层或黏膜肌层；　T1b：肿瘤侵犯黏膜下层；
T2：肿瘤侵犯食管肌层；　T3：肿瘤侵犯食管纤维膜；
T4：肿瘤侵犯食管周围结构；　T4a：肿瘤侵犯胸膜、心包、奇静脉、膈肌或腹膜；
T4b：肿瘤侵犯其他邻近结构，如主动脉、椎体或气管。

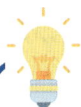

一般 T1a 的肿瘤有机会通过内镜直接切除，但切除肿瘤后需要进行详细检查及化验，防止肿瘤残存，以绝后患！

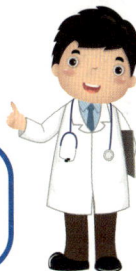

25

什么样的食管癌适合手术治疗

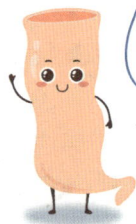

按照手术目的，可分为根治性手术、姑息性手术和挽救性手术。

根治性手术
能将肿瘤切除干净。

适用情况:
身体状况好、肿瘤乖乖待在原地。

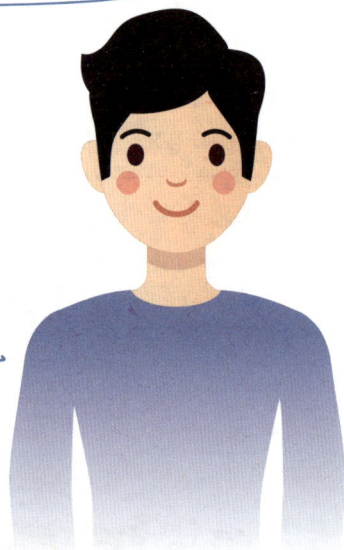

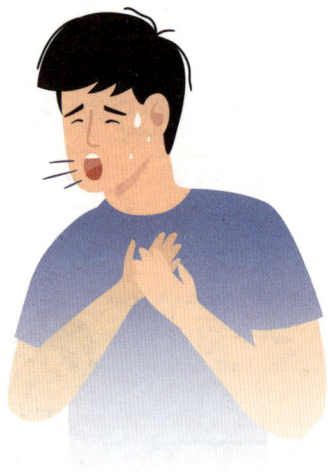

姑息性手术
主要是为了缓解症状，无法完全将肿瘤根治性切除。

适用情况:
食管被肿瘤堵塞严重，甚至已无法进食，或肿瘤过大已严重影响"邻居"，产生其他症状。

什么样的食管癌适合手术治疗

挽救性手术
打扫战场，消灭肿瘤。

适用情况：
手术本非第一选择，但用其他治疗方法后，肿瘤未被控制或者得到控制后复发，因此进行手术治疗。如"辐射"没能将肿瘤细胞"赶尽杀绝"或肿瘤细胞"卷土重来"——以手术清除肿瘤。

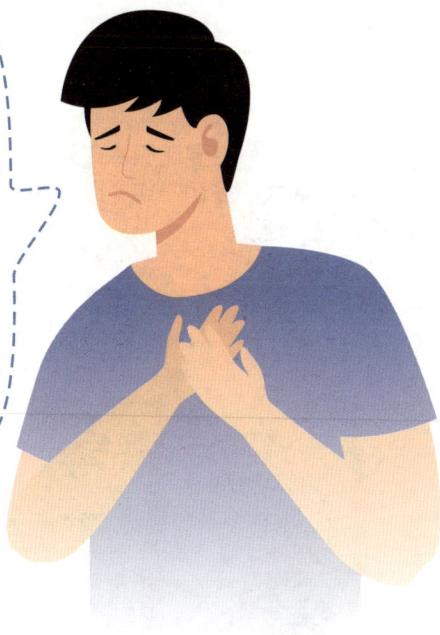

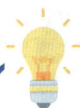

能否手术、怎样手术，术后需不需要其他治疗，是根据疾病严重程度、患者状态等进行综合考量的，而非单一因素决定哦！

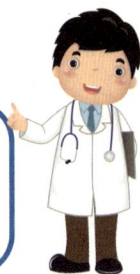

手术切除，到底怎么切

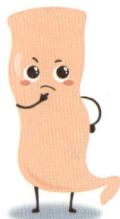

都能在哪切，切多少，切完怎么缝？

手术切除的时候，要比原本肉眼能看到的肿瘤大小多切一点，以防止肿瘤残存、复发。

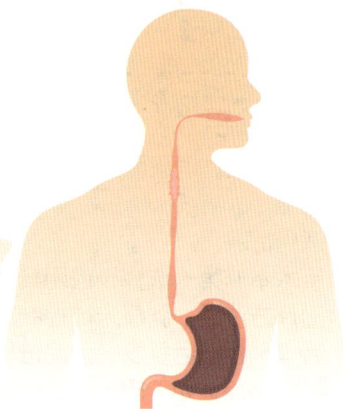

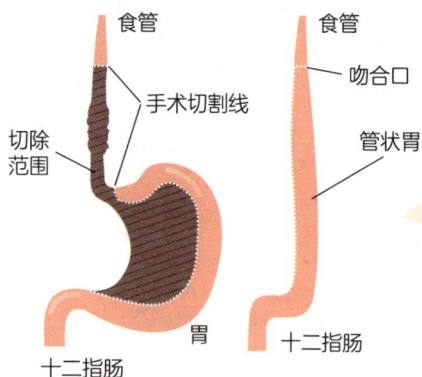

食管　食管

手术切割线

吻合口

切除范围

管状胃

胃

十二指肠　十二指肠

除了要将有肿瘤的那一段食管切干净，还要"围剿"周围淋巴结（防止淋巴结里有转移的肿瘤细胞），最后再把切除的管状胃上下两端缝合在一起。

胃变小了，饭量就会明显减少，吃饭的时候需要少食多餐。
另外，要注意患者术后易出现反流的情况，晚上休息须高枕卧位。

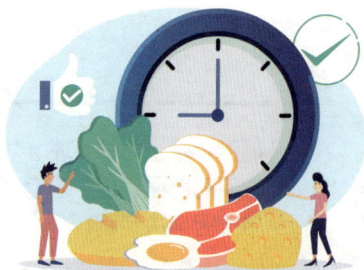

常见的手术方式都有哪些

颈胸腹三切口食管癌根治术
三个切口位于颈部、胸部、上腹部，适用于胸中上段食管癌及颈部、食管纵隔淋巴结肿大者。

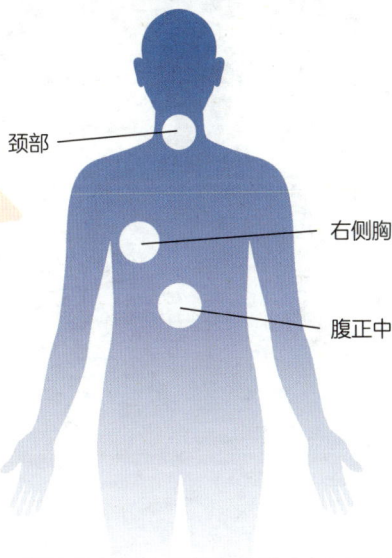

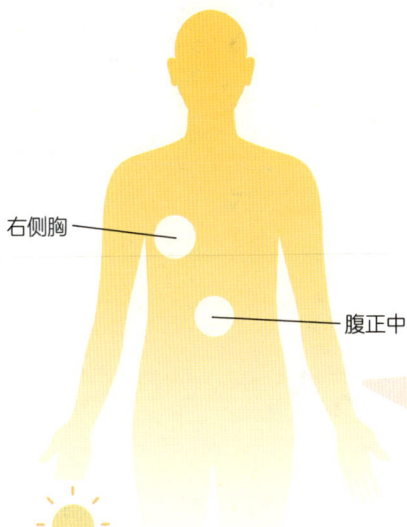

颈部

右侧胸

腹正中

右侧胸

腹正中

胸腹两切口食管癌根治术
两个切口位于右侧胸、腹正中，覆盖下段食管癌或食管胃连接部癌的区域淋巴结。

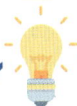

肿瘤长的位置不同，采用的具体切除方法不同。若食管癌发生在颈段，为保证手术能将肿瘤切除干净，就要涉及切到喉部，术后可能有失声风险。而且，因为这个部位手术难度大，所以如果没有十足把握，越靠上端的颈段食管癌一般不建议做根治性手术切除。而胸下段食管癌可能涉及切除一部分胃。因此手术创伤也比较大，术后恢复时间较长。

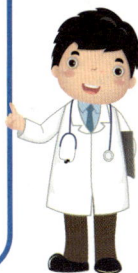

常见的手术方式都有哪些

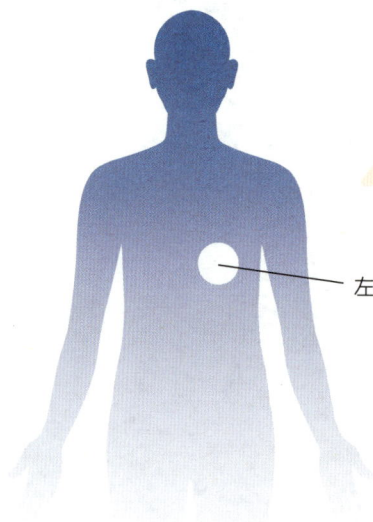

经左胸食管癌根治术

可以采用左进胸一切口来达到根治，减少创伤，这种方式一般针对食管下段的肿瘤。

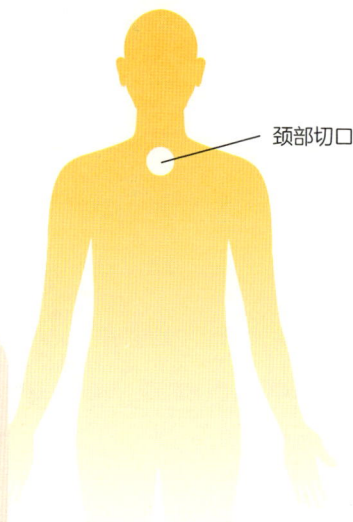

左胸切口

颈部切口

纵隔镜食管癌根治术

由颈部单一小切口进行手术，手术操作由"水平"视野下操作，转变为颈部向下"挖井"式操作。此方法适用于心肺功能差的、肺部有病变的患者。

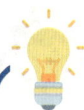

微创手术、机器人手术是外科医生使用腔镜或者手术机器人等工具完成的手术，手术内容没有明显不同，但微创手术创伤小、恢复快，而机器人手术更加精细，也更贵！

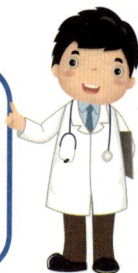

新辅助治疗、辅助治疗到底辅助什么

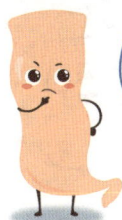

新辅助治疗、辅助治疗，都是为手术帮忙，那为啥有新旧之分？

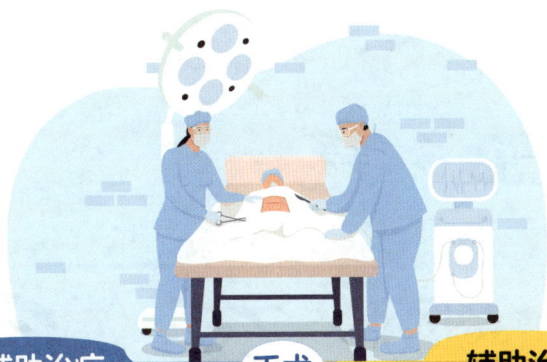

新辅助治疗	手术	辅助治疗
手术切除肿瘤之前进行		手术切除肿瘤之后进行

"新"体现在 治疗时间上

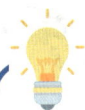

新辅助治疗在手术切除肿瘤前进行，目的是缩小肿瘤，有助于手术更顺利地进行。辅助治疗在手术切除肿瘤后进行，目的是歼灭体内可能残余的、肉眼看不到的癌细胞。

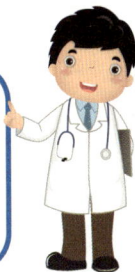

都有谁能给手术加把劲儿

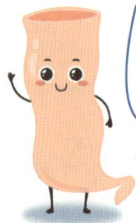

药物（如化疗药物、免疫治疗药物、靶向药物等）以及放疗都能给手术帮忙！除"孤军奋战"外，2个或多个"小助手"强强联合也可以！

新辅助治疗 → 手术

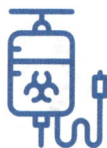 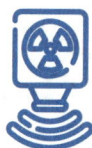 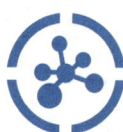 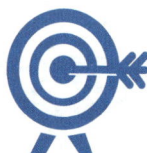

化疗　　　放疗　　　免疫治疗　　　靶向治疗

手术 → 辅助治疗

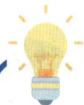

新辅助治疗和辅助治疗包括多种治疗手段，目的都是给手术加把劲儿，不同治疗方法适合应用于不同的时机。拿化疗举例，术前和术后进行化疗取得的疗效可能不同，所以要选择对食管癌敏感的治疗方式作用在最佳时机！

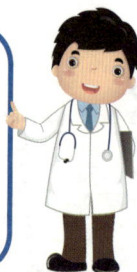

什么样的食管癌适合放疗

不能切，或切不干净，可"放疗"——放疗可保留食管，患者生活质量高。

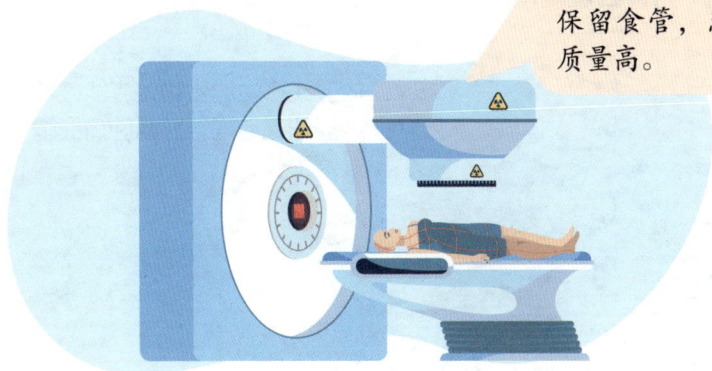

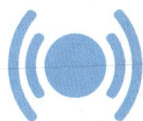

肿瘤向外"搬家""扩散"时，可选择放疗缩小肿瘤，能最大限度延缓进食困难等。

肿瘤扩散

药物治疗效果已经很好，但希望进一步缩小肿瘤的患者，联合放疗——关爱患者"心灵"。

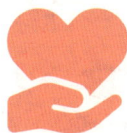

关爱患者

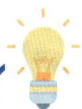

放疗是局部治疗，目的是缩小甚至清除肿瘤。不能切除或难以切除的肿瘤可选择放疗来控制局部肿瘤的生长；对于可以手术切除的肿瘤，可选择术前新辅助放疗增强手术治疗的效果；对于手术后复发的肿瘤，也可选择放疗控制局部病灶。

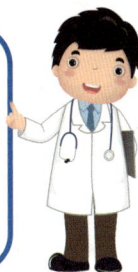

食管癌为什么要放疗呢

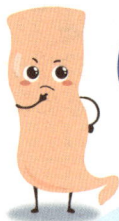

放疗有辐射？辐射不是有危害吗？为什么还要用放疗？

放射线产生的生物效应能破坏肿瘤细胞结构，抑制肿瘤细胞繁殖生长。

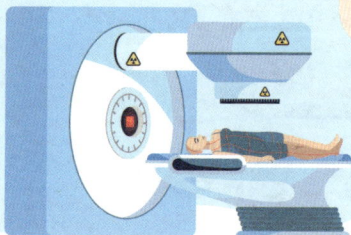

体积较大的肿瘤，直接手术难以切除干净。术前放疗可缩小肿瘤，甚至使肿瘤消失。最关键的是可清扫"看不见摸不着"的肿瘤细胞，提高手术切除干净成功率，延长患者生存期。

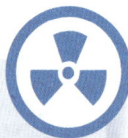

Tips 我国食管癌术前放疗联合根治手术处于世界领先地位，患者的中位生存期达到 100 个月之久。

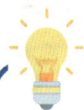

当食管癌紧邻心脏、肺等"重要邻居"时，手术难度大。而食管鳞癌对放疗尤为敏感，因此放疗与手术能够起到互补的作用！

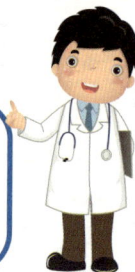

什么是化疗

化疗是指应用药物抑制肿瘤细胞繁殖、长大，达到杀死体内的肿瘤细胞、缩小肿瘤、消灭肿瘤的目的！

化疗除了会杀死肿瘤细胞，也会杀死正常细胞。

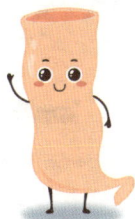

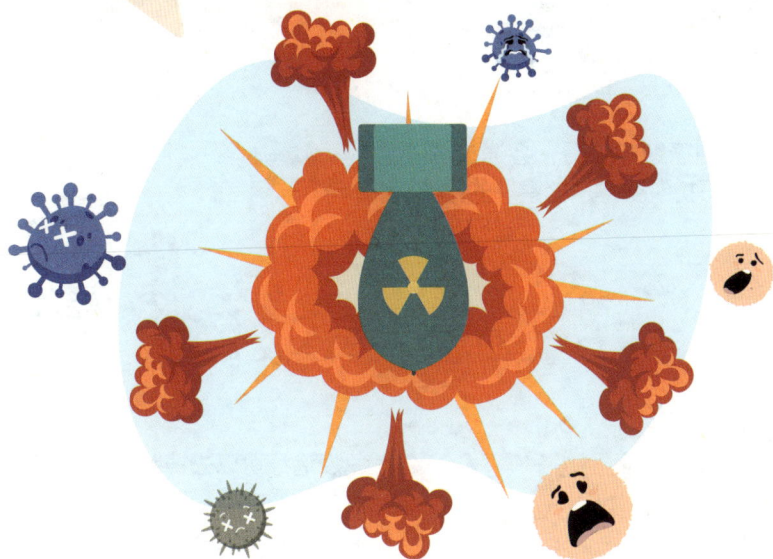

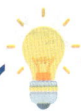

常用的化疗药物包括氟尿嘧啶、铂类及紫杉类药物。

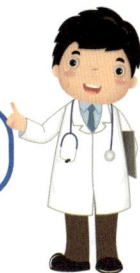

什么是免疫治疗

免疫治疗是依靠自己的免疫力来治疗吗？免疫力还能杀死肿瘤？

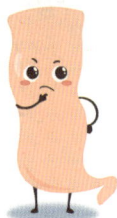

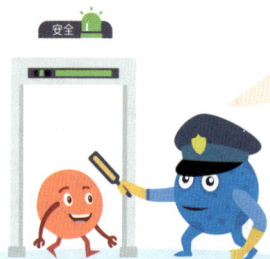

正常情况下，人体免疫系统扮演"警察"的角色，可以识别并清除体内肿瘤细胞等"不法分子"。

但肿瘤细胞狡猾，会通过"乔装打扮"躲过"警察"的排查。

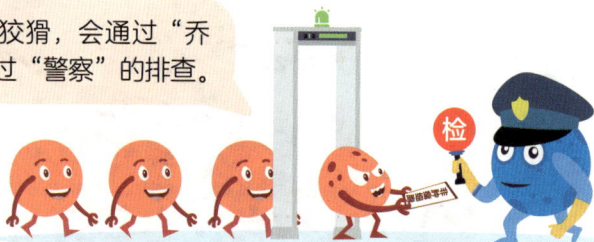

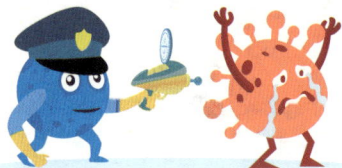

免疫治疗可以去掉肿瘤细胞的伪装，增加"警察"识别和清除肿瘤细胞的能力。

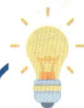

免疫治疗的选择和管理需要与医生进行充分讨论并进行评估。多个大型研究结果已经证明免疫治疗可以提高食管癌患者的生存获益，并且已经在临床中得到广泛应用！

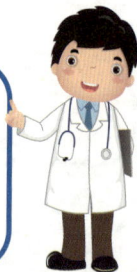

什么是免疫检查点抑制剂

免疫检查点抑制剂（immune checkpoint inhibitors, ICI）"踩下"免疫功能的油门，"加速"肿瘤杀伤！

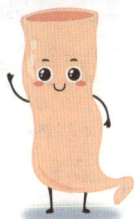

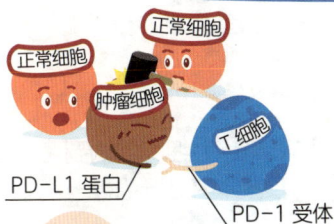

正常细胞
正常细胞
正常细胞
肿瘤细胞
T 细胞
PD-L1 蛋白
PD-1 受体

01

T 细胞是人体的免疫细胞，当其功能正常运作时，能识别及攻击肿瘤细胞。

02

程序性死亡受体 1（programmed death-1, PD-1）是 T 细胞上的抑制性受体，其配体程序性死亡受体配体 1（programmed death-ligand-1, PD-L1）常表达于正常细胞表面，二者结合可抑制 T 细胞活性，避免自身免疫反应。但肿瘤细胞可上调 PD-L1 表达，与 PD-1 结合，使 T 细胞功能"熄火"，无法攻击肿瘤细胞。

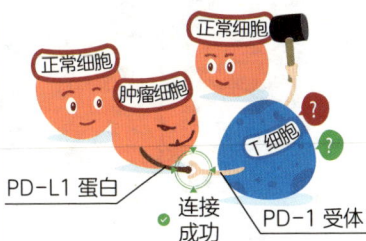

正常细胞
正常细胞
肿瘤细胞
T 细胞
PD-L1 蛋白
连接成功
PD-1 受体

03

免疫检查点抑制剂通过与肿瘤细胞表面的 PD-L1 结合，或与 T 细胞表面的 PD-1 结合，解除 T 细胞的抑制，重新恢复 T 细胞识别和杀伤肿瘤细胞的能力。

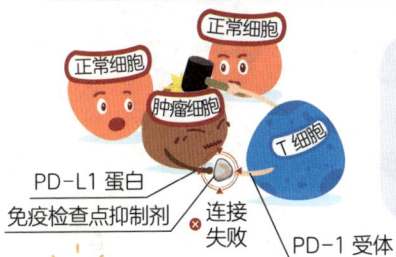

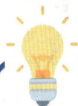

正常细胞
正常细胞
肿瘤细胞
T 细胞
PD-L1 蛋白
免疫检查点抑制剂
连接失败
PD-1 受体

PD-1/PD-L1 抑制剂是 ICI 代表药物，通过与肿瘤细胞表面的 PD-L1 结合，或者与 T 细胞表面的 PD-1 结合，解除 T 细胞的抑制，重新恢复 T 细胞识别和杀伤肿瘤细胞的能力。

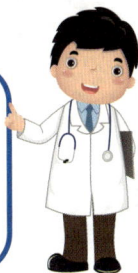

什么是 CAR-T

嵌合抗原受体 T 细胞免疫治疗（chimeric antigen receptor T cell immuno-therapy，CAR-T）是个体化细胞免疫治疗方法，通过"改造"患者自己的免疫细胞，强化其识别、杀伤肿瘤细胞的能力！

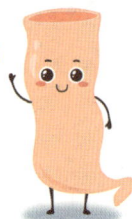

抽血分离出
患者的 T 细胞

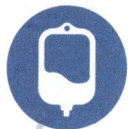

将 CAR-T 细胞回输到
患者体内进行治疗

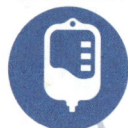

将 T 细胞
改造成 CAR-T
细胞，活化

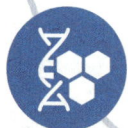

对 CAR-T
细胞进行扩增

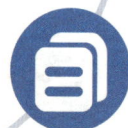

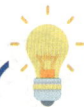

CAR-T 原理是将能杀死肿瘤的 T 细胞从患者体内提取出来，在体外进行修饰，加上一个专门寻找癌细胞的 GPS。然后将加了 GPS 定位的细胞人工回输到患者体内，让其攻击癌细胞。

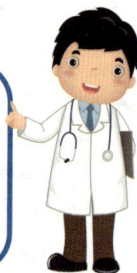

什么是靶向治疗

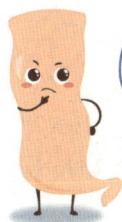

靶向治疗？靶向哪里？

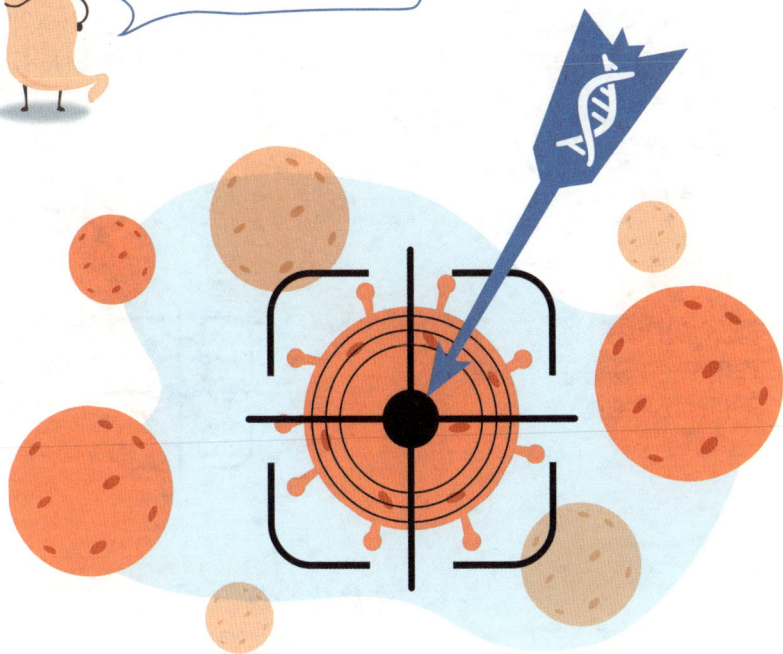

靶基因

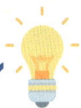

靶向治疗就像打靶子一样，有的"不法分子"有"特定标识"，靶向药物直接瞄准这个肿瘤细胞独有的"特定标识"，阻止肿瘤细胞的生长、繁殖等关键过程，而几乎不影响正常细胞。

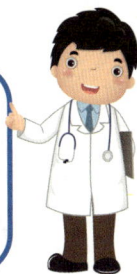

靶向治疗的特点是什么

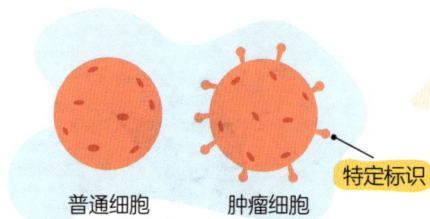

分子特异性
只针对肿瘤细胞上影响肿瘤生长、繁殖的特定标识。

普通细胞　　肿瘤细胞
特定标识

减少副作用
作用于"不法分子"，几乎不打扰正常细胞。

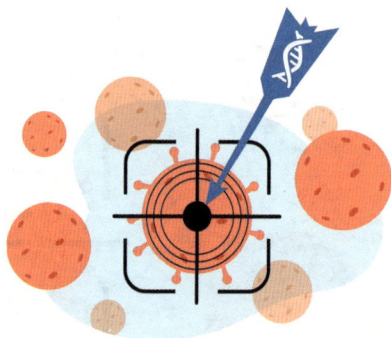

个体化治疗
每个患者的情况可能不一样，需要先检查肿瘤细胞有没有特定标识存在，才能决定是否采取相应靶向治疗。因此治疗需要个体化定制。

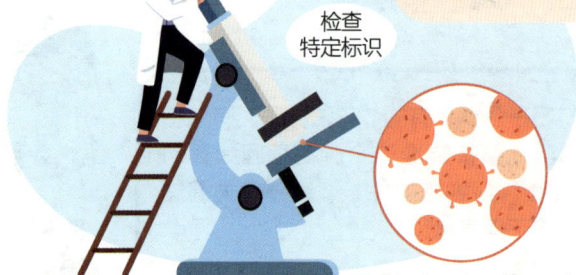

检查特定标识

什么是一线、二线以及后线治疗

治疗还分线？越靠前越好？

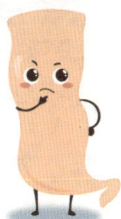

一线

一线治疗一般是指癌症需要接受的系统药物治疗的首轮治疗，这个阶段治疗效果最好、副作用最小。

二线

一线治疗应用后肿瘤进展（肿瘤增大、出现新的转移病灶等），或患者无法耐受一线治疗药物，更换的第二种方案，叫做二线治疗。

后线

一线、二线治疗后，肿瘤依然没有得到控制，再次换用的其他治疗方案。到了这个阶段，可选择的有效药物和有效治疗方案会越来越少，甚至越来越贵。

一线、二线及后线治疗都是姑息治疗。姑息治疗的目的是改善患者生活质量、缓解患者症状以及延长患者生存期。有时一线治疗可能非常有效，有时候也需要"不断尝试"以找到最佳方案。

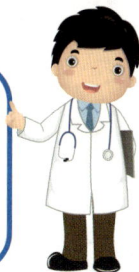

食管癌应该怎么治疗

食管癌的规范治疗概览

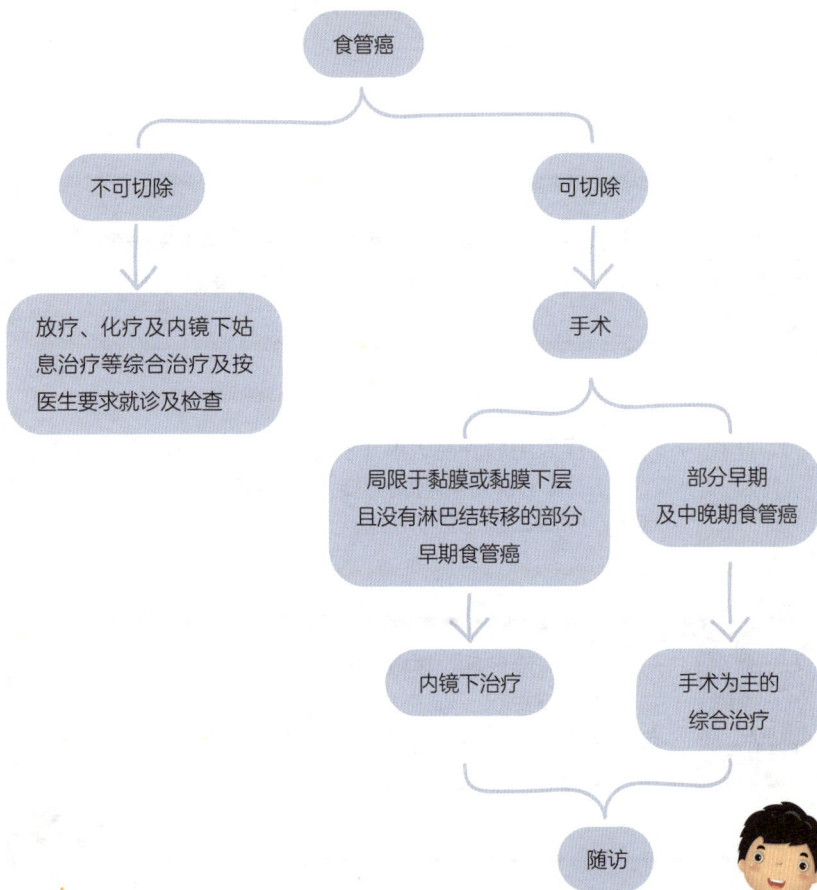

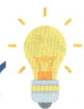

食管癌

├─ 不可切除
│   └─ 放疗、化疗及内镜下姑息治疗等综合治疗及按医生要求就诊及检查
│
└─ 可切除
    └─ 手术
        ├─ 局限于黏膜或黏膜下层且没有淋巴结转移的部分早期食管癌
        │   └─ 内镜下治疗
        │
        └─ 部分早期及中晚期食管癌
            └─ 手术为主的综合治疗

随访

> 综合治疗包括手术、放疗、化疗、靶向治疗以及免疫治疗等。

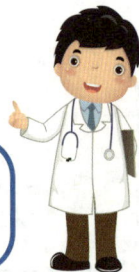

如何指导食管癌治疗

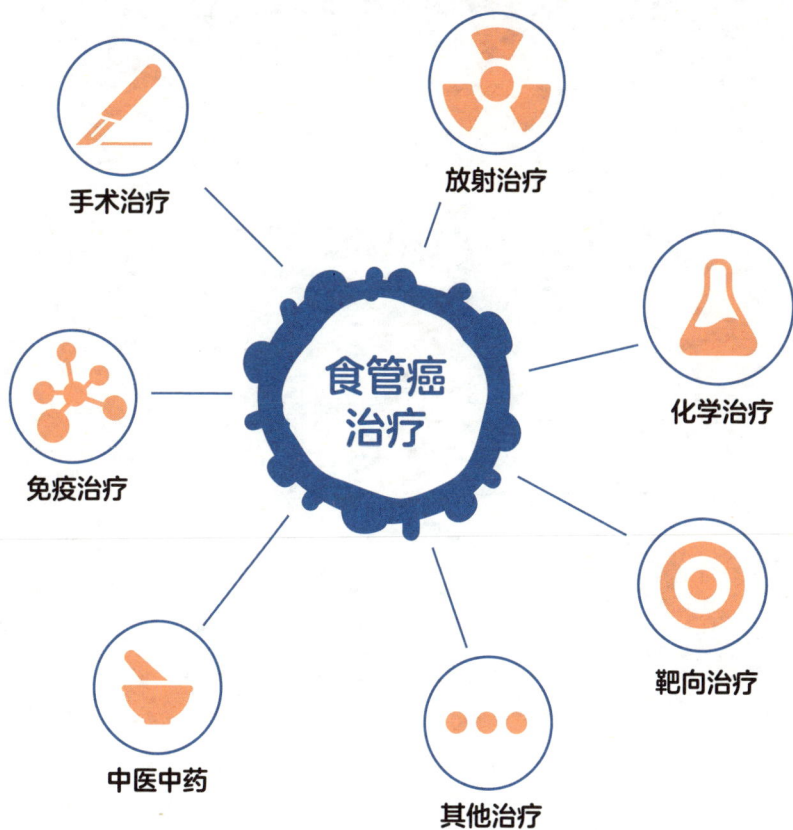

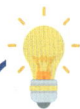

手术治疗

放射治疗

化学治疗

免疫治疗

食管癌治疗

靶向治疗

中医中药

其他治疗

要根据患者个体情况，如年龄、身体状态，肿瘤部位、大小、是否转移等多种因素综合考虑，治疗方法包括手术、放化疗、靶向及免疫治疗等，通常是综合应用。此外，专科肿瘤医生也需要紧跟时事，根据最新的治疗推荐制订最适合患者情况的治疗策略！

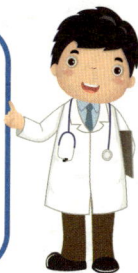

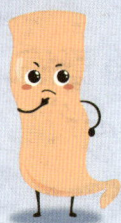

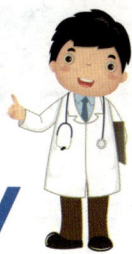

04

护理篇

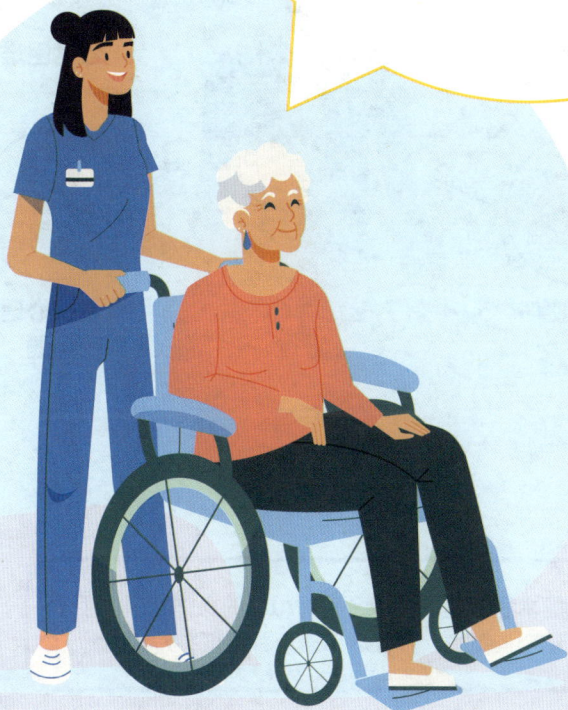

食管癌手术常见并发症

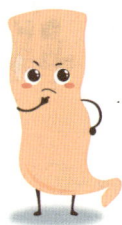

手术切除可能对人体造成的损伤有哪些?

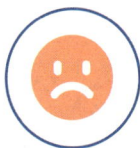

营养不良

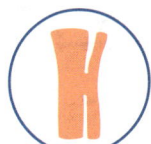

食管瘘

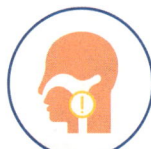

吞咽困难

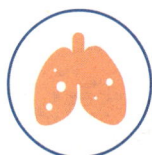

肺部感染

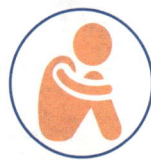

精神心理问题

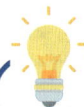

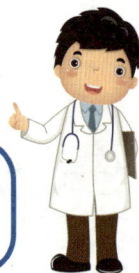

食管癌术后护理需要综合考虑患者的身体状况、手术类型和个人需求,确保尽早康复并降低并发症风险。

手术常见并发症应对措施

未雨绸缪早管理、早预防！

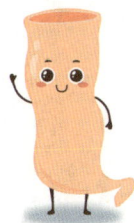

食管瘘

食管中的食物、液体或空气进入邻近器官，如食管气管瘘、食管纵隔瘘。当出现进食呛咳或不明原因的发热等表现，要及时就医。

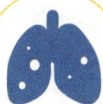

吞咽困难

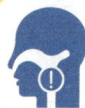

吞咽训练（比如啃馒头），遵循饮食指导，逐渐适应新的饮食方式。

肺部感染

保持呼吸道清洁，避免感染，及时就医。

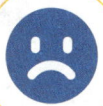

精神心理问题

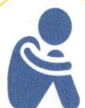

提供心理支持，鼓励患者积极康复。

营养不良

听从营养师的指导，确保患者获得足够的营养支持。

如何更恰当地护理术后患者

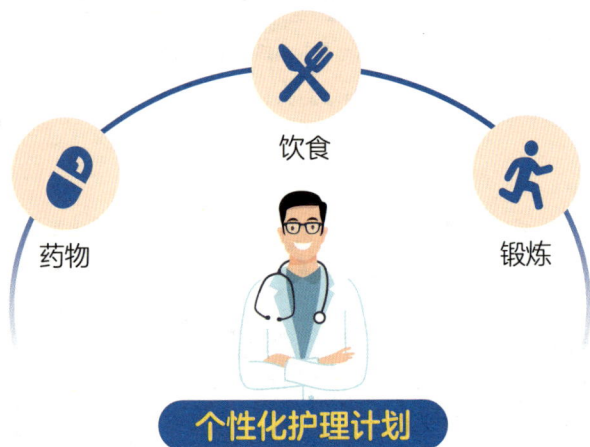

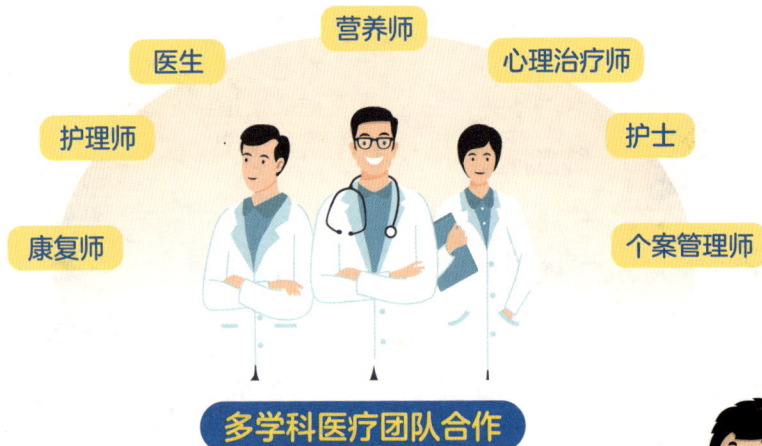

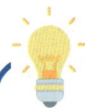

饮食

药物

锻炼

个性化护理计划

营养师

医生

心理治疗师

护理师

护士

康复师

个案管理师

多学科医疗团队合作

与医疗团队密切合作，采取个性化的护理措施，有助于患者更好地应对术后挑战。

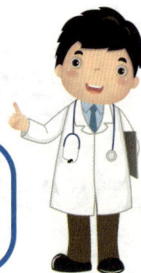

如何更恰当地护理术后患者

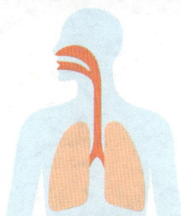

呼吸道护理

鼓励患者深呼吸、咳嗽，预防肺部感染。

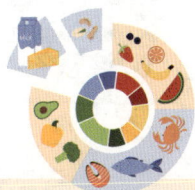

饮食管理

术后以粥、汤等液体和软食为主，逐渐过渡到固体食物，提醒患者要充分咀嚼，不要进食过快。

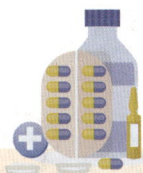

疼痛管理

根据医生建议，及时给予止疼药，缓解患者术后疼痛。

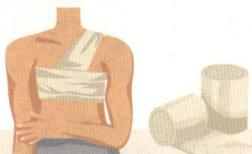

伤口护理

保持切口干净、干燥，定期更换纱布。注意伤口是否有红肿、流脓等异常情况。

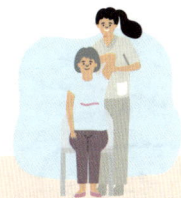

康复训练

帮助患者进行吞咽、呼吸和语言康复训练，恢复功能。

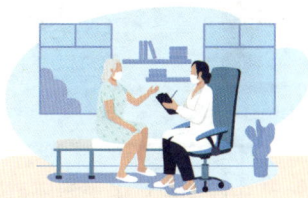

定期随访

术后定期复诊，以便及时发现问题并作出调整。

食管癌放疗常见不良反应及应对措施

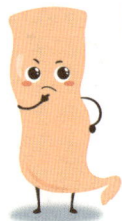

放疗损伤严重吗？
该怎么办？

吞咽困难、疼痛
口服黏膜保护剂，必要时止痛治疗以及考虑置入鼻饲管。

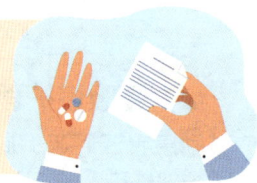

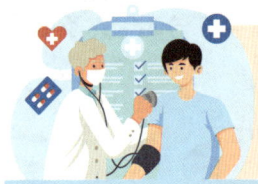

咳嗽、气喘
及时与医生沟通，及时调整治疗方式或进行对症治疗。

心律不齐、心功能减弱
有心脏疾病的患者，在治疗期间需要密切监测心脏状况。

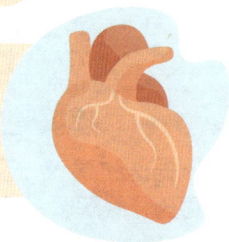

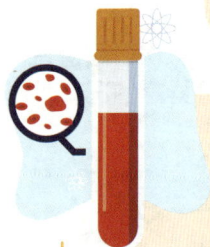

白细胞减少
建议治疗期间每周进行一次血常规检查，以确保身体状况稳定。

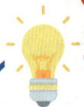

中晚期食管癌患者还可能出现食管瘘或穿孔等严重并发症，表现为低热和背部疼痛等。这时就需要立即停止放疗、禁食并及时就医。总的来说，与医生保持良好沟通，非常重要！

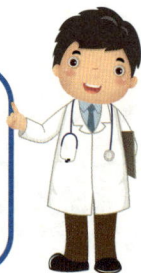

放疗期间的饮食调理及注意事项

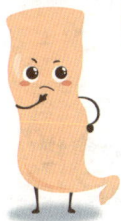

怎么吃能帮助身体恢复健康?

饮食黑榜

避免吃辛辣、过咸或过硬、过热的食物,以减少对肠胃的刺激。

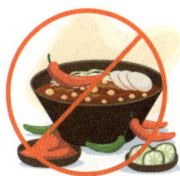

辛辣

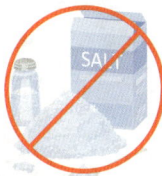

过咸

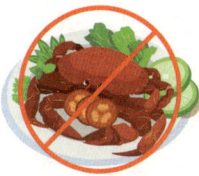

过硬

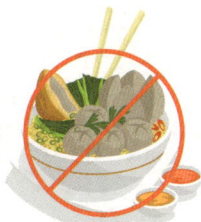

过热

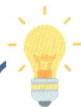

放疗期间的合理饮食可以为身体补充营养,提高身体的抗病能力,并缓解不良反应。放疗可损伤食管黏膜,所以患者在饮食上应特别注意!

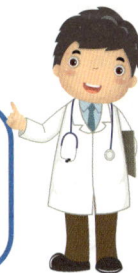

放疗期间的饮食调理及注意事项

饮食红榜

维生素

是身体恢复的关键。

高蛋白饮食

为身体提供必要的营养，帮助患者更好地应对放疗。

含硒食物

有效缓解放疗的副作用。

进食软烂、易消化的食物

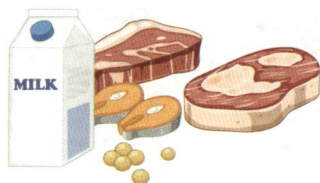

瘦肉、牛奶、大豆、鱼等

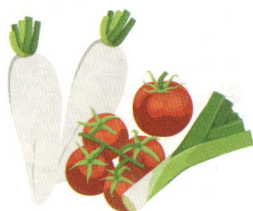

白萝卜、大葱、西红柿等

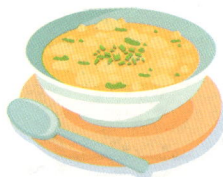

粥、烂面条，主要是半流食

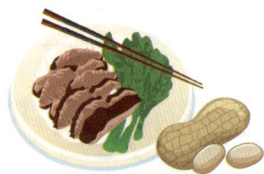

动物肝脏、肾脏、花生等

食管癌化疗药物常见不良反应及对策

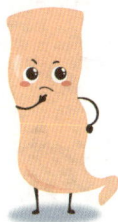

化疗药物的不良反应严重吗？

保证休息，在应用静脉注射化疗药物前医生通常都会给予预防性止吐药物，如果还是恶心，可临时加用止吐药物。

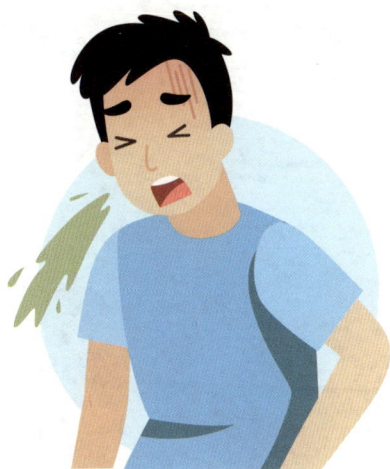

恶心、呕吐

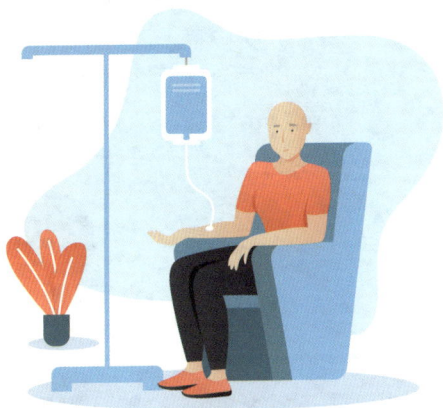

尚无有效的预防办法，停止化疗后头发会再次生长。

脱发

食管癌化疗药物常见不良反应及对策

监测血常规变化，对症治疗。

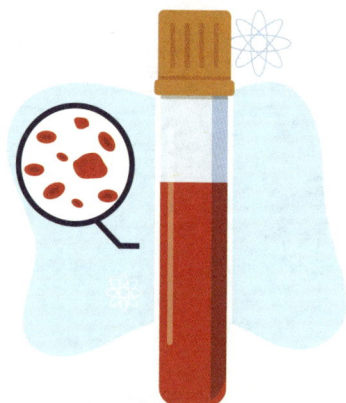

白细胞、红细胞、血小板减少

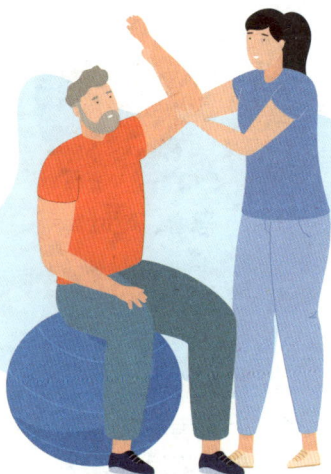

紫杉类药物可引起手脚神经末梢损伤导致麻木、疼痛，可多进行手脚的轻度活动及按摩、温水泡浴（护理者一定帮忙试好水温）等。

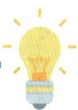

感觉神经损伤

患者有任何不舒服表现，应及时到医院就诊。

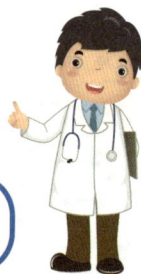

食管癌免疫治疗药物常见不良反应及对策

没有不舒服还要定期复查吗？

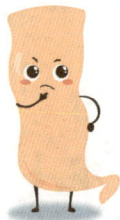

垂体
垂体炎

内分泌
甲状腺功能异常（甲状腺功能减退、甲状腺功能亢进和甲状腺炎）

肺
肺炎

肝脏
ALT/AST 升高，伴或不伴胆红素升高

胃肠道
腹泻、结肠炎

皮肤
瘙痒、红疹、白斑

神经系统
脑炎

眼
葡萄膜炎

心血管
心肌炎

胰腺
自身免疫性糖尿病

肾
肾炎

肌肉或骨骼
类风湿性关节炎、肌炎或肌痛

疲劳

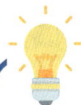

即便患者没有任何不舒服，也应该每 1~2 周去医院进行血常规检查，判断有无异常。

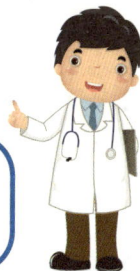

食管癌靶向治疗药物常见不良反应及对策

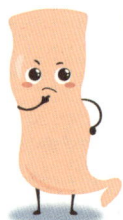

所有药物都会对人体产生损害吗？

血压波动
调整降压药。

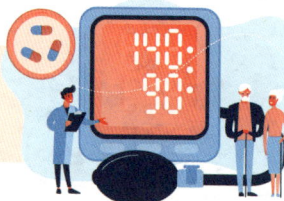

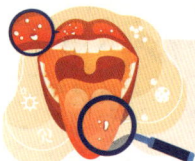

口腔黏膜炎
可应用漱口水等处理。

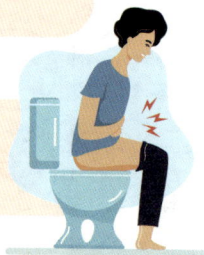

腹泻
可应用止泻药。

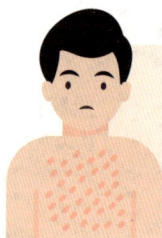

皮疹
最好拍照记录，方便医生评估皮疹的情况，判断是否需要调整治疗方案。

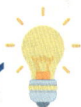

尽管免疫及靶向治疗不良反应相对较少，但也不是完全没有，所以在治疗中应密切关注患者状态，定期复查，及时就诊。

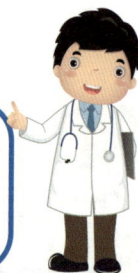

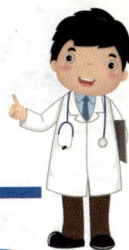

05

自我
管理篇

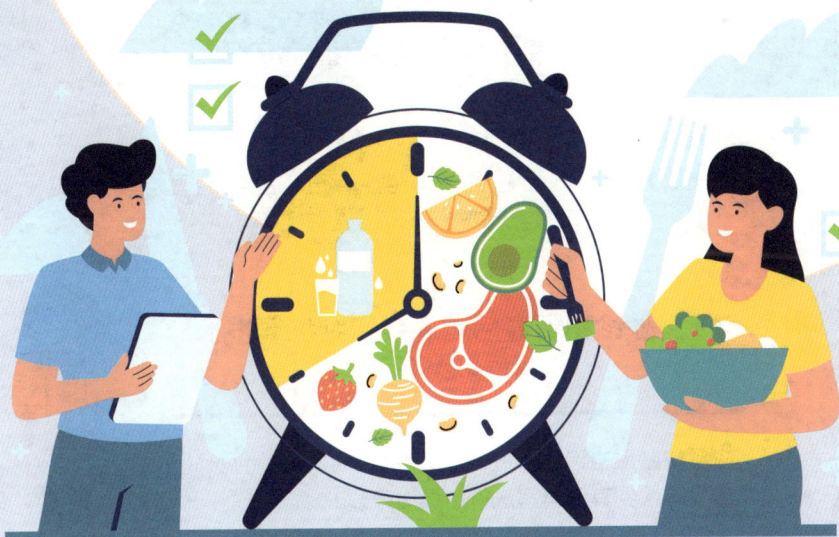

食管癌患者该如何定期复查

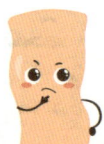

复查？多久查一次？

治疗手段	多久查一次
内镜	术后第 1 年，每 3~6 个月 1 次； 术后第 2 年起，每年 1 次。
手术	术后第 1~3 个月，每月 1 次； 术后第 1~2 年，每 3 个月 1 次； 术后第 3~5 年，每半年 1 次； 5 年后，每年复查 1 次。
放疗	放疗后 4~6 周进行 1 次随诊，复查 1 次； 放疗后第 1~2 年，每 3 个月复查 1 次； 术后第 3~5 年，每半年复查 1 次； 5 年后，可每年复查 1 次。
化疗	每 6 周进行 1 次随诊，复查 1 次； 若患者病情稳定，进入维持治疗阶段，可延长到每 2~3 月复查 1 次。

随诊和复查后发现存在肿瘤复发、转移怎么办？

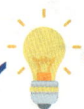

应尽快联系主治医师进行后续治疗，或在主治医师指导下转诊到其他科室进行后续治疗。

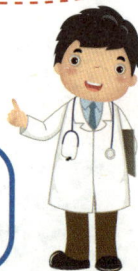

食管癌患者该如何定期复查

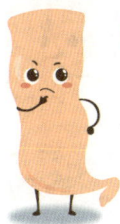

查什么？找谁查？

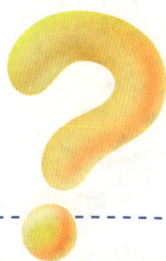

查什么

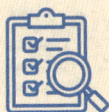

一般身体状况、体格检查、血液生化指标、影像学检查和内镜检查（手术后内镜下观察有无复发）等。

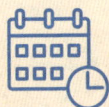

在食管癌患者的复查过程中，医生需要长时间连续观察患者病情的变化。

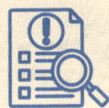

如患者出现新发不适或病情变化，则应立即联系主治医师进行复查。

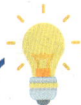

强烈建议患者坚持在接受治疗的医院选择自己的主治医师进行复诊。因为主治医师对患者的诊疗经过最为了解，且医生很难查阅患者在其他医院所做的详细检查结果。故就诊于特定医院，特定医生可更好地对比患者所有检查结果，对病情做出最准确的判断。

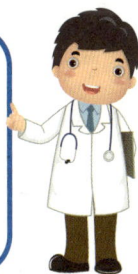

食管癌患者如何进行生活方式管理

健康生活，让治疗事半功倍！那么怎么才算健康生活呢？

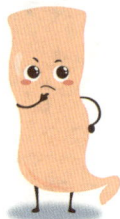

01

食材多样，合理烹调

选择适合自身的食物，保证优质蛋白摄入，鼓励陪伴就餐。不进食烫嘴（超过65℃）的食物/饮料，不吃霉变食物。需要的时候，要给予肠内营养补充。

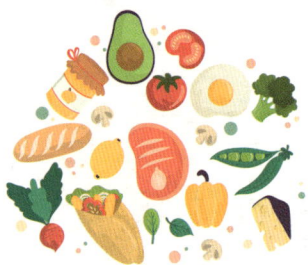

02

规律运动

保持适宜运动，增加户外活动。保持健康体重，减少骨量丢失，增加肌肉力量，提高平衡能力，延缓功能衰退。

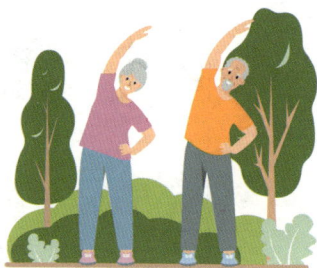

03

戒烟戒酒

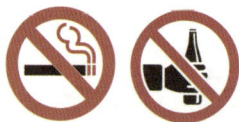

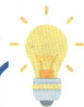

健康生活方式具有明显时代性、地域性和人群特征。根据《健康生活方式核心要点（2023）》，从以上七个方面着手，有助成功实现"健康生活"。

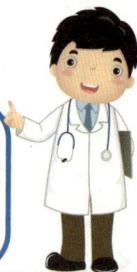

食管癌患者如何进行生活方式管理

04

心理平衡

在专业医生的帮助下走出阴霾，获得更多勇气和积极心态，重启正常的生活。

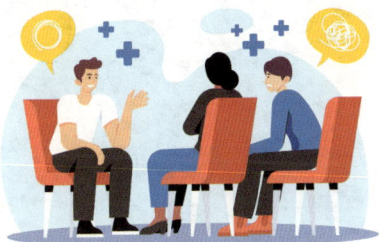

05

积极社交

获取抗肿瘤知识。在增强抗癌信心的同时，维护家庭和谐，主动融入社会。

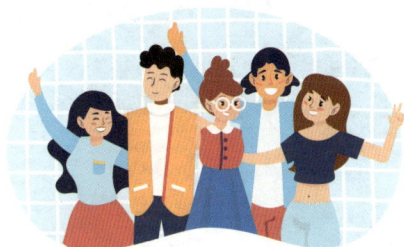

06

良好睡眠

规律作息，充足睡眠，合理安排休息时间。

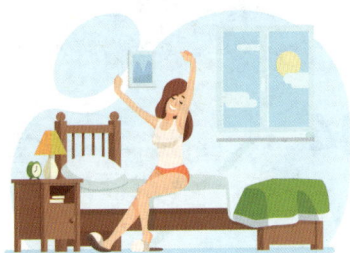

07

主动学习

定期体检，不讳疾忌医，不过度就医，不盲从保健宣传，严格遵医嘱用药。

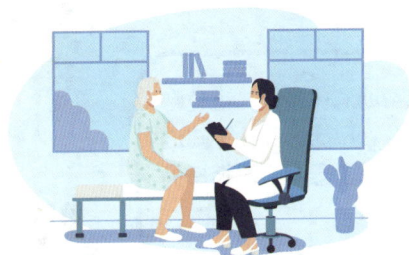

食管癌患者怎么吃

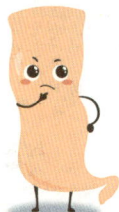

食管癌患者怎么吃、吃什么？

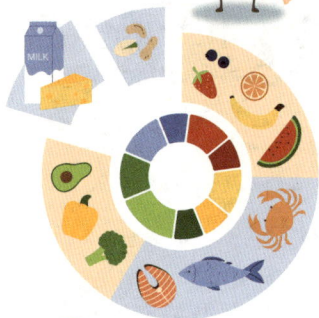

01 饮食搭配要营养均衡，每日食物包括鲜奶、蛋、肉、大豆制品、米、面、杂粮、新鲜蔬菜、水果等。

02 饭菜要多样化、清淡、熟软、易消化，少吃辛辣刺激性食品。

03 坚持少食多餐制，每日可进食 4~6 次，食量可逐渐增加。根据自身情况决定餐次。

04 饮食要有规律，不暴饮暴食、不偏食、不挑食。

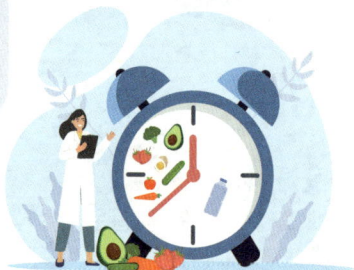

05 需要时使用肠内营养剂补充营养。

食管癌患者饭后可慢慢走动，帮助消化吸收，避免吃完东西后立即躺下休息，造成食物反流。完全不能进食者，可采取静脉高营养方法输入营养素，以维持机体需要。

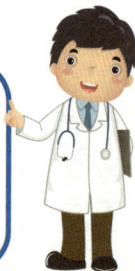

食管癌患者的心理疏导和心理治疗

关爱患者心灵，
重视心理健康！

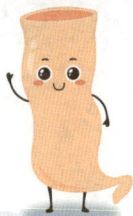

就诊方式

- 门诊患者：心理门诊或康复科门诊就诊。
- 住院患者：请精神科或心理科会诊。

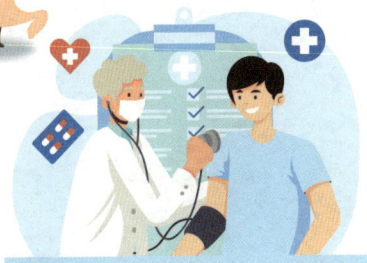

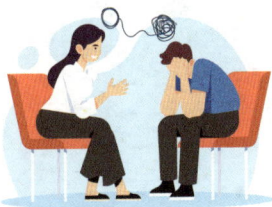

治疗方式

- 心理治疗方法：支持性心理治疗、认知行为治疗、正念治疗等。
- 常用药物：抗焦虑药和抗抑郁药等。

治疗选择

- 轻到中度抑郁可选择心理治疗。
- 重度抑郁首选抗抑郁药物治疗，大多数情况下，可选择药物治疗。
- 联合心理治疗改善焦虑和抑郁。

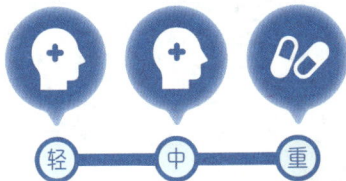

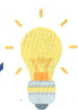

轻 —— 中 —— 重

大多数食管癌患者容易出现焦虑、抑郁等心理问题，导致治疗依从性降低、生活质量降低，延长住院时间。心理干预也是肿瘤治疗重要的一部分，一定要重视！

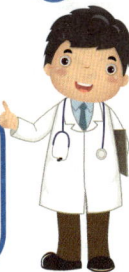

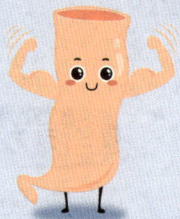

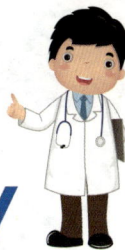

06

案例篇

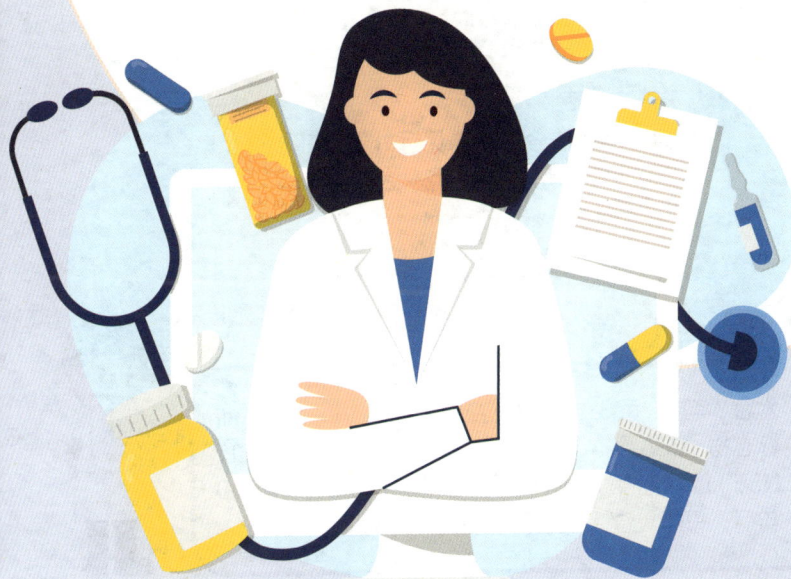

典型案例一，中期食管癌治疗

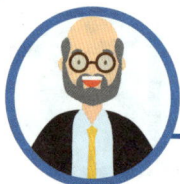 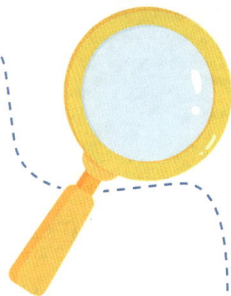

赵先生 67 岁

01 2024 年 2 月：出现进食哽噎不畅。

02 辅助检查：
内镜检查：食管上段距门齿 23~25 厘米处可见局部黏膜发红。
内镜活检诊断：食管鳞癌。

03 临床分期：
$cT_2N_0M_0$，Ⅱ期。

04 治疗过程：
胸外科评估分期：未见远处器官转移。
2024 年 3 月，直接手术治疗。

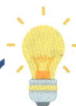 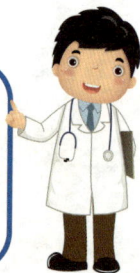

术后 2 年内，每 3 个月复查胸腹盆腔增强 CT、血液肿瘤标志物（CEA、CA199、CA724、SCC、CYFRA21-1、NSE）；术后第 3~5 年，每半年复查 1 次；术后 5 年后，每年复查 1 次。胃镜视具体情况来定。

典型案例二，中晚期食管癌治疗

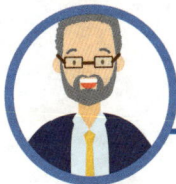

李先生 64 岁

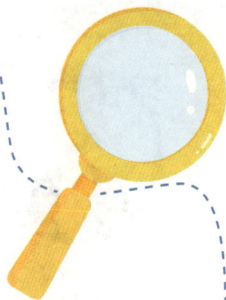

01 2023 年 9 月：出现进食后胸骨后疼痛，伴下咽食物费力。

02 **辅助检查：**
内镜检查：距门齿 25 厘米可见食管壁新生的肿物，表面黏膜糜烂。
内镜活检诊断：食管鳞癌。
胸腹盆腔增强 CT 等系统全面检查。

03 **临床分期：**
$cT_3N_2M_0$，Ⅲ期。

04 **治疗过程：**
多学科讨论，建议先行术前新辅助治疗。
规律 CT 检查，评估手术机会。

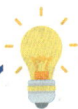

接受化疗联合免疫治疗 2 周期后，复查 CT，多学科讨论认为肿瘤退缩明显（肿瘤部分缓解），建议接受手术治疗。
2023 年 12 月手术治疗，术后病理分级显示病理完全缓解，术后恢复饮食和体力。目前规律随访中。

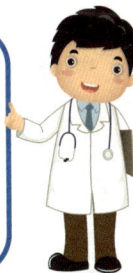

典型案例三，晚期食管癌治疗

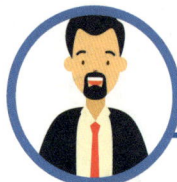

张先生 57 岁

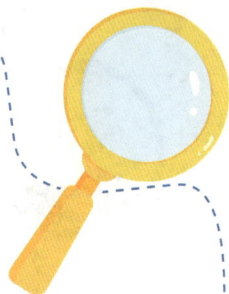

01 2023 年 11 月：常规体检发现肝脏占位，无明显的进食哽噎。

02 **辅助检查：**
胸部 CT：食管中段管壁增厚，与气管分界不清，纵隔肿大淋巴结，考虑食管癌。
内镜活检诊断：食管中段低分化鳞癌。
腹部 CT：食管癌合并纵隔淋巴结以及肝脏多发转移灶。

03 **临床分期：**
$cT_4N_2M_1$，ⅣB 期。

04 **治疗过程：**
患者接受了化疗联合免疫治疗（PD-1 单抗），2 周期后病灶略缩小，4 周期后病灶部分缓解，一共完成 6 周期化疗联合免疫治疗，目前进行免疫单药维持治疗。

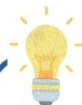

经多学科会诊，建议免疫单药维持过程中，择期行肝脏局部灌注治疗。

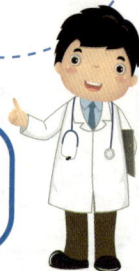

食管寄语

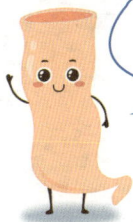

亲爱的朋友们，我是你们的食管，相信通过前面的介绍，应该对我不陌生了吧?!

作为食物传输通道，我需要定期进行检查哦，尤其是内镜检查，对发现我的异常非常重要，我的健康是大家吃饭香、身体棒的前提。

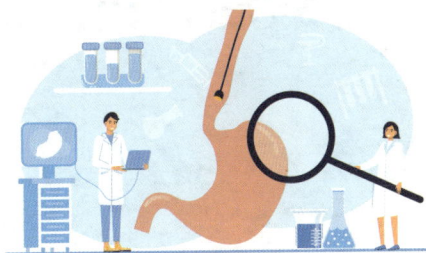

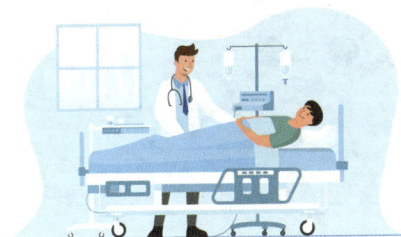

但是，已经"病了"的朋友们也别灰心。医疗技术的进步，带来了多种治疗方式，并且未来还会有新的治疗药物及手段出现。

所以只要保持积极心态并进行规范治疗，就可以更好地应对疾病带来的挑战！

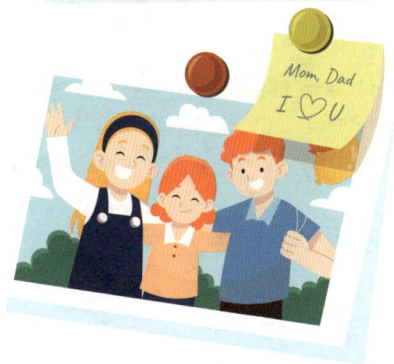

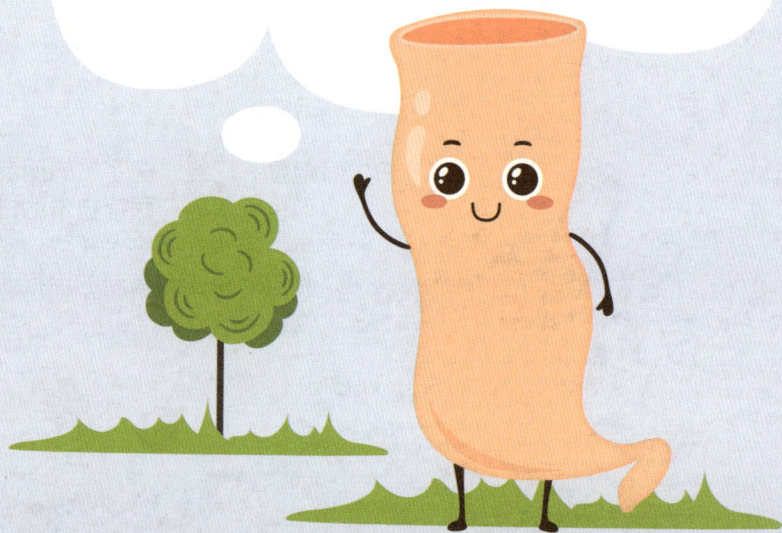

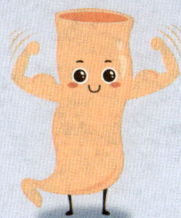

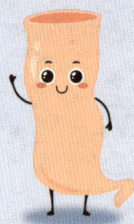